LA MEJOR DIETA

ANTI-CANCER

DESCUBRA LAS MEJORES

RECETAS ANTICANCER

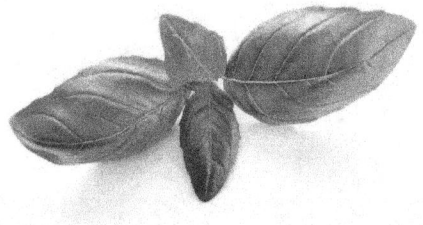

Tabla de Contenidos

La Dieta Anti-Cáncer

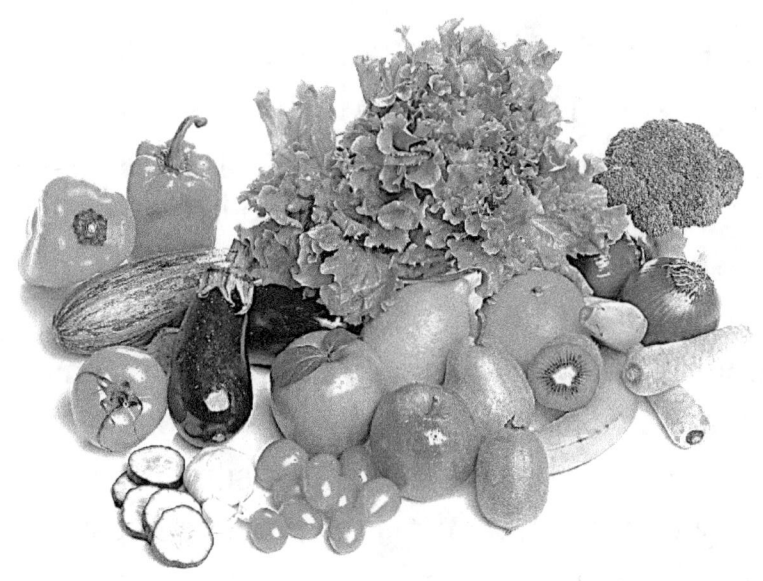

Hipócrates, considerado el mejor médico de la historia decía sabiamente que deberíamos siempre intentar curar nuestras enfermedades con la alimentación y evitar las medicinas en lo posible. Amigo y amiga lector, en lugar de continuar siguiendo ciegamente las directrices de las grandes farmacéuticas creo sinceramente y por experiencia propia que nuestra mejor medicina se encuentra en lo que Dios y la naturaleza han puesto a nuestra disposición, es decir en una alimentación sana y saludable basada en alimentos naturales que recuperan y restauran nuestra salud.

No es por casualidad que en nuestras sociedades actuales se han disparado los índices de diversas enfermedades como el cáncer y es que lo cierto es que nuestra sociedad es víctima de la conveniencia y de la mala alimentación promovida por las grandes multinacionales de la mega industria de alimentos que pretenden que consumamos una serie de creaciones de laboratorio y de comidas altamente procesadas. Si a esto le sumamos el estrés y el ritmo frenético constante de nuestra sociedad actual entonces tenemos una receta perfecta para enfermarnos y para volvernos dependientes de las grandes farmacéuticas.

Los diferentes tipos de cáncer comparten muchos elementos en común tales como la capacidad de invadir los tejidos humanos y el potencial para crecer y los vasos sanguíneos de los tumores necesitan constantemente de nutrientes para alimentarse. Diferentes tipos de investigaciones han concluido que los agentes anti-cáncer que se encuentran en muchos alimentos vegetales tienen la capacidad ya sea de detener o de volver más lento el desarrollo celular del cáncer y de crear un ambiente más hostil menos ácido para detener el crecimiento de los tumores cancerígenos.

Varios estudios han identificado la habilidad de diferentes nutrientes que podemos encontrar en una alimentación saludable como la clave para combatir el cáncer de forma natural.

Entre estos nutrientes se encuentran diferentes compuestos como el **selenio y la vitamina C** y otros compuestos que contienen varios de los mejores alimentos anti-cáncer que serán descritos en este libro. Estudios realizados por el "Harvard Medical School" en los Estados Unidos y la Universidad de California en San Francisco han demostrado el vínculo que existe entre una dieta saludable con buen contenido de vegetales y las probabilidades de supervivencia frente a diferentes tipos de cáncer como el cáncer de mama o el cáncer de próstata.

Existen una serie sustancias naturales y alimentos que pueden impactar nuestra capacidad para prevenir el cáncer como son la vitamina D, el aceite de pescado, los champiñones o setas, las verduras de color verde oscuro, los crucíferos, el extracto de ginseng, los cítricos, la cúrcuma, el jengibre y el jugo natural de granada entre otros.

Los alimentos identificados como buenos para la lucha contra el cáncer también son conocidos por tener un bajo índice glucémico y por su capacidad para producir un ambiente alcalino dentro de nuestro sistema. Las células cancerosas proliferan cuando existen niveles elevados de glucosa y cuando aumenta el pH ácido - lo que también ayuda a explicar la eficacia de estos alimentos.

Los alimentos con alto contenidos de azúcar refinado alimentan los tumores y el consumo indiscriminado de azúcar refinado representa un riesgo alto para la salud a tal punto que investigadores de la Universidad de San Francisco en los Estados Unidos han señalado su toxicidad comparándola con el alcohol o el tabaco. El azúcar y el cáncer están íntimamente ligados y una de las mejores formas de debilitar el progreso del cáncer y de detener su desarrollo es cortando el suministro de alimentos de alto índice glucémico que promueven la formación de tumores y células cancerígenas.

Ingerir azúcar refinado o azúcar blanco o harinas blancas refinadas causa deficiencias de minerales en nuestro sistema ya que los procesos industriales utilizados en la fabricación de estos eliminan el magnesio durante el proceso de refinación, la deficiencia de magnesio en nuestro sistema causa inflamación lo que conduce al cáncer.

El producto resultante de la refinación de estos alimentos es un producto que carece de nutrientes, de vitaminas y de minerales y es simplemente un carbohidrato artificial que nos llena sin nutrirnos y que alimenta el cáncer. Por el contrario la fructosa natural que se encuentra en las frutas y verduras es altamente digerible por nuestro cuerpo, no es adictiva y no representa un peligro para nuestra salud, son alimentos naturales esenciales para fortalecer nuestro sistema inmune y para desintoxicar el cuerpo.

El azúcar en todas sus formas es un carbohidrato simple que el cuerpo convierte en glucosa y luego lo utiliza como energía. La diferencia está en el efecto que cada tipo de azúcar tiene en nuestro sistema. El efecto depende del tipo de azúcar que ingerimos ya sea de tipo natural o altamente procesada o refinada.

En contraste cuando comemos suficientes frutas y verduras frescas nuestro cuerpo se llena de sustancias nutrientes y anti-oxidantes que nos ayudan a reparar el daño celular causado por los radicales libres y su consumo nos puede ayudar a desinflamar el cuerpo naturalmente y este es un factor que juega un papel importante en nuestra lucha contra el cáncer. Las frutas de pigmentación naranja y amarilla contienen carotenoides benéficos en la prevención del cáncer.

El Cáncer es Una Enfermedad Prevenible

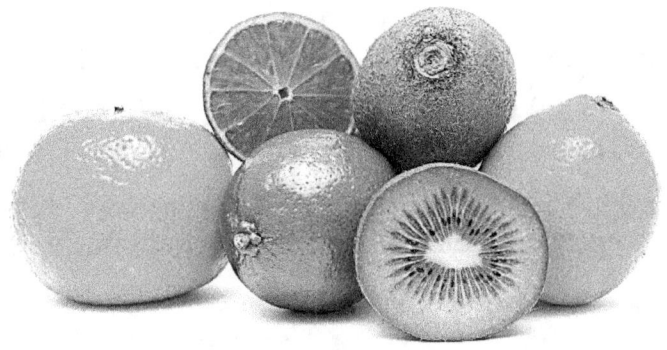

El cáncer es una de las enfermedades que más muertes causa en el mundo y de hecho tan solo en los Estados Unidos causa 1 de cada 4 muertes. Se estima que un número significativo de personas serán diagnosticadas con esta enfermedad prevenible y que muchas de estas personas morirán por causa de este mal. Lo que es sorprendente es que esta es definitivamente una enfermedad prevenible y que un factor decisivo en la prevención radica en el tipo de dieta que llevamos.

La genética juega un papel significativo en tan solo algunos tipos de cáncer y muchos tipos de cáncer son atribuidos a abusos de nuestro cuerpo con adicciones como el cigarrillo, el tabaco y el alcoholismo. El estilo de vida que llevamos también tiene que ver con la incidencia del cáncer como por ejemplo una vida sedentaria de poca actividad física, el ambiente toxico que nos rodea, la obesidad y la falta de sueño y el exceso de estrés pueden también ser factores que influyen en su desarrollo.

Pero uno de los factores preponderantes y determinantes en la prevención del cáncer es definitivamente la alimentación y estamos en capacidad de tomar el control de esta y seleccionar lo que ponemos dentro de nuestro organismo para prevenir el cáncer y luchar contra este mal.

La ciencia ha demostrado el papel preponderante que juega nuestra alimentación en relación con esta enfermedad y lo que se ha observado es que definitivamente existe un vínculo entre una dieta saludable con un alto contenido de elementos naturales como plantas, frutas y vegetales en relación a la prevención e incluso a la cura del cáncer.

Los compuestos anti-inflamatorios de los alimentos anti-cáncer como especias, hierbas, frutas y vegetales son la clave para blindar nuestro cuerpo contra esta enfermedad. Muchos de estos alimentos tienen compuestos de sustancias ricas en carotenoides y flavonoides que reducen la oxidación y el daño producido por los radicales libres dañinos a nuestro sistema y por el daño producido por la inflamación.

Esta combinación de inflamación y oxidación promueve la aparición de enfermedades crónicas como el cáncer.

Los alimentos como las frutas, los vegetales verdes el té verde y el vino contienen **polifenoles y anti-oxidantes con efectos anti-cáncer** que protegen nuestro cuerpo. Alimentos como las bayas las cerezas y las uvas son densos en flavonoides tales como antocianinas y proantocianinas que les dan su color brillante característico y blindan nuestro sistema con efectos anti-inflamatorios y anti-oxidantes naturales. Otro poderoso componente anti-oxidante presente en las uvas es el **resveratrol** sobre el cual daré información más detallada más adelante en este libro y también se encuentra presente en esta colección de recetas saludables.

Por otra parte se encuentran los carbohidratos complejos, estos son los carbohidratos refinados que causan picos en los niveles de azúcar normal en nuestra sangre y pueden causar problemas de insulina que pueden estimular el crecimiento de tumores. Los alimentos como granos sin procesar y los vegetales y las legumbres contienen carbohidratos complejos que se digieren más lentamente en nuestro organismo gracias a su buen contenido de fibra.

Diferentes estudios han establecido el vínculo que puede haber entre el consumo de alimentos con fibra que puede ayudar a arrastrar consigo sustancias cancerígenas del intestino para ser eliminadas previniendo ciertos tipos de cáncer como el cáncer de colon. Además, cuando las bacterias en el intestino inferior descomponen la fibra, una sustancia llamada butirato se produce y esta puede inhibir el crecimiento de tumores de colon y recto.

Los alimentos ricos en fibra son los granos, frijoles, verduras y frutas frescas. Más adelante en este libro podrá encontrar una **tabla con los alimentos con mayor contenido de fibra**.

Otro grupo de alimentos que deben definitivamente estar presentes en nuestra dieta anti-cáncer son los vegetales crucíferos. En la lista de estos vegetales se encuentran los brotes de alfalfa, el brócoli, el repollo, el frijol mungo, los frijoles en general, las lentejas, los guisantes, la arúgula, los berros, el rábano, las hojas de mostaza, el nabo sueco y las coles de Bruselas.

Cuando consumimos y masticamos estos alimentos crucíferos naturales se genera una reacción química que permite que entren en contacto los glucosinolatos con una enzima llamada la mirosinasa produciendo unos **compuestos anti-cáncer naturales** llamados isotiocianatos (TIC) que han demostrado su capacidad para eliminar y desintoxicar nuestro cuerpo de carcinógenos eliminando las células cancerosas y previniendo el desarrollo de tumores cancerígenos. El mismo efecto se produce cuando estos alimentos crucíferos son licuados como por ejemplo cuando los consumimos en forma de **batidos verdes naturales** para desintoxicar el cuerpo.

Los vegetales de hoja verde como las coles, las hojas de mostaza, la maca, la col china y los berros son fuentes naturales de minerales esenciales para nuestra buena salud como el magnesio y el calcio, ambos protectores naturales contra el cáncer de colon. En las mujeres un consumo frecuente de estos **vegetales de hoja verde** ya sea en forma de jugos naturales o en forma de **ensaladas saludables** o en su forma cruda puede prevenir el cáncer de mama y de hecho las mujeres que los consumen a diario presentan un riesgo reducido del cáncer de mama de acuerdo a diferentes estudios.

Otros alimentos como el diente de león y hierbas como la ortiga tienen también propiedades anticancerígenas, la ortiga nos ayuda a limpiar la sangre y los riñones de forma natural y tiene propiedades diuréticas naturales que nos ayudan a desintoxicar el cuerpo. Es una excelente práctica beber un **té de ortiga** diariamente con unas gotas de limón para limpiar nuestra sangre y para depurar nuestro organismo de agentes cancerígenos.

Las nueces y las semillas también deben entrar en nuestra dieta anti-cáncer. Estos alimentos súper saludables contienen minerales, vitaminas y grasas saludables además de un buen contenido de fibra dietética. Un buen consumo de estos alimentos protege nuestro sistema de ciertos tipos de cáncer como el cáncer de colon.

Las semillas de sésamo, las semillas de lino, las semillas de calabaza y las semillas de girasol contienen lignanos (compuestos químicos vegetales) que nuestras bacterias intestinales pueden convertir en fitoestrógenos (compuestos químicos vegetales) o estrógenos vegetales.

El consumo de las **semillas de linaza** puede inhibir el crecimiento de las células de cáncer de mama y prevenir el cáncer de colon y de próstata. Otras semillas también benéficas en la prevención del cáncer son las **semillas de girasol y de calabaza.** Las nueces como veremos más adelante en este libro pertenecen al grupo de los alimentos más efectivos en la lucha natural contra el cáncer.

Las leguminosas son alimentos ricos en fibra y además contienen fitoestrógenos. La soja contiene una fuente particularmente rica de fitoestrógenos llamados isoflavonas. Mientras que el estrógeno se ha implicado en el desarrollo de cáncer de mama y uterino, los fitoestrógenos tienen efectos estimuladores mucho más débiles, y de hecho diferentes estudios relacionan el consumo de alimentos con soja con una menor incidencia de cáncer de útero, de cáncer de mama, de ovario, cáncer de colon y de próstata. El consumo de soja también disminuye los factores de crecimiento que aumentan el riesgo de cáncer de mama.

Por su parte las frutas y verduras frescas de color naranja son ricas en pigmentos vegetales llamados **carotenoides**, que protegen contra varios tipos de cáncer, incluyendo el cáncer de pulmón, el cáncer de mama, el cáncer de próstata, cervical, de páncreas, gastrointestinal y el cáncer de ovario y gastrointestinal. Los carotenoides no vitamínicos como la luteína, el licopeno, la astaxantina y la zeaxantina nos protegen contra el daño del ADN.

Las frutas de color naranja como la guayaba, el mango, el albaricoque, y las bayas del goji así como las verduras de color naranja como la calabaza de invierno, la zanahoria, los tomates (el tomate es en realidad una fruta no una verdura) y la batata, y las verduras de hoja verde mencionadas anteriormente son excelentes fuentes de carotenoides (pigmentos que le dan su color característico a las futas y vegetales que cumplen una función anti-oxidante en nuestro sistema).

Un estudio realizado por la Universidad de Hawai en los Estados Unidos logró demostrar la relación que existe entre el consumo de los carotenoides en la prevención del cáncer reestableciendo e incrementando la comunicación entre las células. Frutas como el aguacate contienen una gran concentración de carotenoides y se trata de uno de los mejores alimentos anti-cáncer como veremos más adelante.

Descubra Los Mejores Alimentos Anti-Cáncer

El Té Verde: el té verde en particular contiene muchos más anti-oxidantes que otras clases de tés ya que es menos procesado. Nuevos estudios han revelado como un componente presente en el té verde logra alterar el metabolismo de las células del cáncer logrando reducir su avance y reduciendo el riesgo de la aparición de la enfermedad. El ingrediente en cuestión se llama epigallotechin gallate o "EGCG". Su consumo, según este estudio científico que se reporta en la revista Metabolomic en los Estados Unidos ha logrado demostrar la efectividad del té verde para cambiar el metabolismo de las células cancerígenas. El metabolismo se refiere a todas las reacciones químicas que ocurren a nivel celular como lo son el uso y la extracción de energía que nos mantiene activos y vivos y que mantiene la actividad del crecimiento celular.

Esta sustancia conocida como "EGCG" logra suprimir enzimas que promueven el crecimiento de las células del cáncer según estudios realizados por el Instituto de Investigación Biomédica de los Ángeles en los estados Unidos. Este estudio concluye que el metabolismo celular del cáncer se puede interrumpir gracias al consumo frecuente del té verde.

¿Cuánto te verde consumir? Consumir más de la cuenta de algo bueno es mejor que consumir muy poco de algo malo y con el té verde no nos podemos equivocar, podemos beber una taza de té verde por las mañanas en ayunas para limpiar nuestro organismo junto con unas gotas de limón. Luego el ideal es consumir al menos 4 tazas más de té verde durante el día cada día para mantener una buena carga de esta sustancia anti-oxidante en nuestro sistema.

El té blanco es otra fuente maravillosa bebida saludable con incluso mayores niveles de anti-oxidantes que el té verde.

El Jengibre: esta milagrosa raíz tiene excelentes propiedades anti-cáncer ya que su consumo logra provocar la muerte de las células cancerígenas en nuestro cuerpo. De hecho de acuerdo a estudios realizados por la Universidad de Georgia en Los Estados Unidos, el consumo del extracto de la raíz del jengibre logró reducir el tumor de próstata hasta en un 56% en experimentos realizados con ratones. Esos mismos estudios también revelaron los poderes anti-inflamatorios del jengibre gracias a sus poderosas propiedades naturales anti-oxidantes.

Con el uso de las drogas tradicionales lo que se ha encontrado es una baja efectividad en su poder para destruir los tumores y en algunos casos lo que logran es estimular la enfermedad provocando la metástasis lo que significa que los tumores cancerígenos regresan con más fuerza y más agresivos y el cáncer se expande a otras regiones del cuerpo.

En contraste, el consumo del jengibre se ha sido utilizado por siglos como una medicina natural que no presenta ningún efecto secundario para la salud y en vez de crear más tumores y promover la metástasis, el consumo del **extracto del jengibre** inhibe el crecimiento de los tumores cancerígenos de forma natural.

La Cúrcuma: esta es una especia que ha sido utilizada por cientos de años para aprovechar sus propiedades curativas naturales. La cúrcuma es un anti-oxidante natural que tiene un altísimo poder anti-inflamatorio y además tiene poderes anti-virales naturales y anti-bacterianos. Esta especia es especialmente efectiva para combatir el cáncer de colon entre otros tipos de cáncer. El consumo de esta especia puede detener la acción de una enzima conocida como la enzima COX-2 que produce inflamación en el cuerpo.

La inflamación es precursora del cáncer. Por otra parte también se ha observado en diferentes investigaciones que el consumo de esta especia logra detener el crecimiento de tumores cancerígenos debido a que logra inhibir el crecimiento vascular cortando el suministro de sangre al tumor, se detiene su crecimiento ya que los tumores necesitan un suministro constante de sangre. Es decir el consumo de la cúrcuma frena el crecimiento del tejido epitelial. Las células epiteliales son las células que forman el epitelio, que es el tejido que recubre todas las superficies del cuerpo y constituye el revestimiento interno de las cavidades, de los órganos huecos, de los conductos del cuerpo, la piel, las mucosas y las glándulas.

Por otra parte el consumo de la cúrcuma puede también suprimir la proteína que controla el crecimiento celular de algunas células cancerígenas según estudios realizados por el Jonsson Cáncer Center en los Estados Unidos. En otros estudios publicados por La Revista de Nutrición y Cáncer de los estados Unidos se encontró que el consumo de la cúrcuma también tiene un efecto protector de los órganos del cuerpo cuando son expuestos al tratamiento de la quimioterapia incluso haciendo los tumores cancerígenos más sensibles a este tipo de tratamiento. Otras propiedades de la cúrcuma incluyen sus poderes naturales anti-envejecimiento y su habilidad para curar heridas de forma natural. Así que es una excelente idea incluir esta maravillosa especia en nuestra nueva dieta anti-cáncer.

Las Legumbres y los Frijoles: los frijoles rojos así como las lentejas así como las arvejas o chicharros o guisantes tienen poderes anti-cáncer especiales. Estas legumbres contienen una gran cantidad de fibra dietética y almidón resistente que nos protegen contra el cáncer de colon. También contienen otro importante componente: la vitamina B y el folate que reducen el riesgo del cáncer de páncreas.

Un estudio reciente realizado por la Universidad de Michigan en los Estados Unidos encontró que el consumo de frijoles negros logro reducir significativamente el cáncer de colon en experimentos hechos con ratas y esto debido al incremento de los niveles de un ácido graso llamados butyrate. Las altas concentraciones de este ácido graso en nuestro cuerpo tienen efectos anti-cáncer según este estudio y puede detener el crecimiento y la propagación del cáncer de forma natural.

Por otra parte otro estudio publicado en la revista "Crop Science" de los estados Unidos reveló que el consumo de frijoles es también muy efectivo en la lucha contra el cáncer de mama en estudios realizados con ratas. Lo ideal es incluir los frijoles en nuestra dieta diaria o al menos unas 4 veces por semana combinándolos con vegetales frescos y frutas para obtener todos sus beneficios anti-cáncer.

El Ajo: el ajo contiene sustancias fitoquímicas que lo hacen especialmente efectivo para detener la formación de nitrosaminas (sustancias cancerígenas presentes en los alimentos que se forman a partir de nitratos o nitritos). Carcinógenos se pueden forman en el estómago y en los intestinos como efecto de las nitrosaminas pero el consumo del ajo puede detener esta formación previniendo el cáncer de estómago y de intestino. Estos se forman cuando comemos exceso de alimentos altamente procesados que contienen nitratos, un preservativo que se va acumulando en las paredes intestinales.

Un estudio realizado por el "Iowa Women's Health Study" en los Estados Unidos encontró que las personas que incluían el ajo en sus dietas tenían un 50% menos de riesgo de desarrollar un cáncer de colon que aquellas personas que no lo consumen del todo. Es bueno tritura el ajo para obtener todos sus beneficios anti-cancerígenos antes de consumirlo ya que al ser triturado se liberan todas sus en enzimas y fitoquímicos. El ajo puede ser incluso mezclado en deliciosas y súper saludable recetas de **jugos naturales para desintoxicar el cuerpo**. El ajo junto con la cebolla contiene un componente llamado alicina que actúa como un depurador natural del hígado, el hígado es nuestro filtro natural depurador de la sangre y debe mantenerse en optimo estado y desintoxicado.

El Vino Rojo: el vino rojo contiene un químico que ha sido objeto de diversos estudios que ha demostrado tener múltiples beneficios para la salud humana entre los que se cuentan combatir la obesidad de forma natural, prevenir enfermedades del corazón y prevenir la aparición de tumores. El nombre de este químico casi milagroso es el resveratrol, un poderoso anti-oxidante que es incluso objeto de estudio para el desarrollo de nuevos tratamientos para el cáncer por parte de la comunidad científica.

Según estudios realizados por La Universidad de Oregon en Estados Unidos, el consumo del resveratrol, polifenol anti-oxidante que se encuentra en el vino, logra reducir la toxicidad de una droga utilizada para combatir el cáncer de mama, el cáncer de ovario y otros tipos de cáncer. Se trata de la droga Adriamycin que se utiliza por lapsos cortos de tiempo para tratar el cáncer debido a los efectos secundarios que produce en el cuerpo humano.

Estos estudios concluyeron que se puede incrementar incluso la dosis de estos medicamentos anti-cáncer gracias a que el resveratrol contrarresta sus efectos nocivos e incluso contribuye con sus propias propiedades anti-cáncer interfiriendo e impidiendo la propagación de las células cancerígenas en el cuerpo. Esta nueva investigación sugiere que puede mejorar la eficacia de este medicamento utilizado para el tratamiento del cáncer.

El resveratrol no solo se encuentra en le vino tinto, también es posible encontrarlo en las uvas que son el ingrediente esencial del vino rojo, en el té verde, en las bayas y en el chocolate oscuro. Según esta misma investigación los niveles altos de resveratrol en el cuerpo no son perjudiciales para la salud y por el contrario blindan el cuerpo contra el cáncer. Así que una copa de vino al día hará maravillas para blindar nuestro cuerpo contra esta enfermedad. Para quienes prefieren no ingerir alcohol la alternativa puede ser consumir **suplementos naturales de resveratrol**. Asegúrese de consumir solo suplementos de resveratrol que no contengan ingredientes ni rellenos artificiales. El consuno del resveratrol también **fortalece el sistema inmune** y algunos suplementos contienen una mezcla de verde y quercetina (un poderoso anti-oxidante que promueve la salud cardiovascular y es anti-inflamatorio natural) junto con otros extractos que le dan aún más potencia.

Las Nueces: según investigadores de la Escuela de Medicina de Huntington en los Estados Unidos, las nueces contienen unas moléculas similares al colesterol que se encuentran en las plantas llamadas fitosteroles, estas moléculas logran bloquear los receptores de estrógenos en las células cancerígenas del cáncer de mama y puede detener su crecimiento. Las nueces contienen ácidos grasos omega-3, melatonina y anti-oxidantes excelentes para combatir el cáncer de forma natural. Diferentes estudios también han concluido que el consumo de las nueces logra reducir el crecimiento y el desarrollo de tumores cancerígenos. Las nueces están presentes en dietas muy saludables como la Dieta Mediterránea.

Las nueces también son un alimento anti-inflamatorio sumamente efectivo cuyos aceites naturales logran reducir la inflamación en el cuerpo de forma natural. Las nueces contienen minerales como el manganeso, cobre, magnesio y potasio, por lo general hay un desgaste de estos nutrientes en el cuerpo cuando es sometido a la quimioterapia así que es una buena idea consumir las nueces durante este tipo de tratamiento. Adicionalmente las nueces contienen un poderoso anti-oxidante llamado gamma tocoferol y Vitamina E. Estos anti-oxidantes tienen poderes anti-cáncer naturales que protegen las células de nuestro sistema de forma natural.

Otro componente de las nueces es la melatonina que también se produce en el cerebro humano. La melatonina juega un papel importante en la regulación de nuestro ciclo del sueño y también funciona como un poderos anti-oxidante. Es esencial mantener unos ciclos de sueno normales y saludables para fortalecer nuestro sistema inmune y por ende nuestra resistencia a las enfermedades e infecciones y también al posible desarrollo del cáncer. El insomnio y la falta de sueño saludable puede degenerar en problemas crónicos de estrés, en hipertensión, enfermedades cardiacas en incluso en cáncer. La melatonina es una hormona producida por la glándula pineal y ayuda controlar nuestros ciclos de sueño y también es responsable de regular otras hormonas y juega un papel impórtate en la regulación de los ciclos menstruales en las mujeres.

A medida que envejecemos la producción natural de la melatonina va disminuyendo y es por este motivo que muchas personas en la edad más adulta presentan problemas para conciliar el sueño. Las nueces son uno de esos alimentos que nos ayudan a incrementar nuestros niveles de melatonina en nuestro sistema de forma natural, pero también existen otros que podemos consumir para lograr este propósito y para mantener una buena nutrición. Estos alimentos son: los tomates, los bananos (guineos o plátanos), la pina, las naranjas, la cebada y la avena. Al incluir estos alimentos en nuestra dieta rutinaria también incrementan nuestros niveles de melatonina de forma natural.

Antiguamente se recomendaba el consumo de las nueces en países como la China para alimentar y nutrir el cerebro, las nueces contienen elementos cruciales para la salid del cerebro como el potasio, el magnesio la melatonina y ácidos grasos omega-3. Lo ideal es consumir unas 10 a 30 nueces durante el día para mantener un buen suministro de estos nutrientes. Una forma muy saludable y fácil de asegurarnos de consumir las nueces es incluirla en **recetas de ensaladas saludables** o incluso mezclándola con **batidos verdes saludables**.

Las Bayas: las bayas o las frutas del bosque como las fresas, las moras y los arándanos son un tipo de fruto carnoso súper cargado de anti-oxidantes y fito-nutrientes que nos ayudan a combatir el cáncer. De acuerdo a estudios realizados en los Estados Unidos por el "Ohio State University College of Medicine", las moras en particular contienen una concentración muy alta de fitoquímicos que pueden detener el crecimiento de células cancerígenas en su estado preliminar y también estos bioquímicos logran detener la formación y el crecimiento de nuevos vasos sanguíneos que potencialmente pudieran estar alimentando un tumor cancerígeno. Otros estudios han encontrado que el ácido elágico presente en las bayas y en muchas frutas y vegetales logra inhibir el crecimiento de tumores cancerígenos. Las bayas en particular contienen un alto contenido de este ácido elágico.

De hecho un estudio publicado en la publicación "Cancer Research" (Investigacion Sobre el Cáncer) de los Estados Unidos señala que las bayas pueden ser consideradas como la opción natural que podría reemplazar a las drogas sintéticas para luchar contra el cáncer de mama. Lo interesante de estas investigaciones es que han revelado que no solo se trata de un ingrediente presente en las bayas el que produce estos efectos anti-cáncer sino toda su composición química natural incluyendo el ácido fólico, el calcio, los fitoquímicos y la fibra. Estos estudios también han logrado verificar la muerte de células cancerígenas gracias a los compuestos presentes en bayas como las frambuesas negras que cuando se consumen de manera frecuente pueden volver más lento el crecimiento de células de cáncer pre-malignas. Otros estudios han demostrado la efectividad de las frambuesas negras para inhibir la aparición del cáncer bucal, para prevenir el cáncer de colon y el cáncer del esófago. El consumo de esta maravillosa fruta logra reducir el daño del ADN y logra el control de las células tumorales.

Debemos recordar que lo que ingerimos cada día es una combinación de elementos químicos que ingresan a nuestro sistema afectándolo negativa o positivamente, las bayas son uno de esos alimentos que fortalecen nuestro sistema inmune y que nos brindan protección natural contra el cáncer sin tener que recurrir a los fármacos. Media taza de bayas al día hará maravillas para la salud de nuestro sistema, podemos consumirlas en su forma natural fresca o como ingrediente de batidos verdes súper saludables.

Los Tomates: esta fruta es un jugoso alimento de la naturaleza que nos proporciona licopeno, un carotenoide que le proporciona su característico color rojo y que lo convierte en un **súper alimento saludable** en la lucha contra el cáncer. Investigadores han encontrado que el licopeno tiene propiedades anti-cáncer que pueden detener el crecimiento de células cancerígenas. Los tomates se pueden consumir con ensaladas saludables e incluso como ingrediente de batidos verdes desintoxicantes de nuestro sistema, al ser procesados en una licuadora o en un Nutri-Bullet se libera más licopeno y su absorción se hace fácil. Otra forma de consumirlos es cocidos pues con la cocción se incrementa la cantidad de licopeno que el cuerpo puede absorber. De hecho de acuerdo a un estudio publicado en "The Journal of Agriculture and Food and Chemestry" en los Estados Unidos la cocción del tomate logra incrementar el valor el contenido de licopeno aunque se pierde el contenido de vitamina C hasta en un 29%. Lo mejor es alternar el consumo del tomate en forma de pasta de tomate después de la cocción consumiéndolo también en su forma cruda para aprovechar la vitamina C que fortalece nuestro sistema inmune.

El licopeno del tomate es especialmente efectivo en la prevención del cáncer de próstata ya que es en estos tejidos donde más se acumula este anti-oxidante natural cuando lo consumimos. En estudios realizados con animales se ha logrado demostrar su efectividad para disminuir el cáncer de próstata.

En estudios de laboratorio este poderoso anti-oxidante, el licopeno y otros compuestos del tomate han podido detener la propagación del cáncer y varios tipos de cáncer como el cáncer pulmonar y el cáncer de mama.

Sin embargo es importante recordar que el consumo de tan solo uno de estos ingredientes no logrará blindar nuestro cuerpo contra el cáncer, lo que verdaderamente logrará crear un ambiente anti-cáncer en nuestro sistema es una dieta balanceada que contenga estos ingredientes primordialmente así como combinaciones y recetas que contengan frutas frescas y vegetales frescos. Por supuesto hay alimentos que debemos evitar al máximo como los que se describen a continuación.

Brócoli: los crucíferos, dentro de los que también se encuentran la col risada, el repollo y la coliflor son alimentos que pueden incluirse en una dieta anti-cáncer pero el brócoli en especial contiene las mayores cantidades de un componente llamado sulforafano. Este componente fortalece e incrementa el poder proyectivo de las enzimas que eliminan y limpian nuestro cuerpo de las toxinas y químicos cancerígenos que entran a nuestro sistema. El consumo de brócoli logra también luchar específicamente contra células madre cancerígenas que desarrollan los tumores según estudios realizados por la Universidad de Michigan en los estados Unidos.

El brócoli es un vegetal muy versátil y delicioso y lo podemos combinar en muchas formas en nuestra dieta diaria como ingrediente de jugos naturales desintoxicantes o como ingrediente de ensaladas saludables. Es aconsejable consumir brócoli al menos unas 3 a 4 veces por semana especialmente para la protección del cáncer de próstata, es decir podemos comer unos 10 floretes de brócoli por semana mezclándolos en nuestra alimentación y así mantendremos nuestro cuerpo blindado contra el cáncer. Otros estudios han demostrado también su poder para combatir y prevenir el cáncer de mama pues bloquea la formación de tumores cancerígenos.

La Granada: los extractos de granada se han demostrado ser muy efectivos para inhibir el crecimiento de diferentes tipos de cánceres como el de próstata, de mama, colon y pulmón en cultivos celulares y estudios en animales. Estos extractos también protegen contra el cáncer de piel inducido por la luz ultravioleta. Todas las partes de la fruta de la granada incluidas la medula y la corteza así como y sus semillas contienen compuestos químicos naturales muy valiosos y son comestibles. Las semillas tienen un sabor delicioso y es posible comerlas solas o con ensaladas y mezclándolas con batidos saludables.

La corteza y la médula son comestibles pero tienen un sabor un tanto amargo. Podemos aprovechar el jugo de la fruta entera mezclándolo en batidos naturales saludables utilizando una licuadora comercial o un NutriBullet para beneficiarse de los anti-oxidantes presentes en la cáscara y de los productos químicos activos de la médula. También se puede comer toda la médula de la granada o infundir el agua con la cáscara para hacer un té. Saludable y beberlo cada día.

El Cardo Mariano: Aunque el cardo mariano es más conocido por proteger al hígado, el cardo mariano (Silybum marianum) también tiene efectos protectores naturales contra el cáncer. Contiene un antioxidante anti-inflamatorio llamado silimarina y diferentes investigaciones muestran que promueve la reparación del ADN y suprime la proliferación y la metástasis en una variedad de cánceres. El cardo mariano se encuentra disponible en forma de suplementos o extracto estandarizado **en forma de té herbal**. También puede utilizar las semillas molidas en el té o espolvorear encima de los alimentos. La alcachofa es otro excelente alimento que también contiene polifenoles que nos protegen del cáncer.

Alimentos Que NO Debemos Incluir en Una Dieta Saludable Anti-Cáncer:

Debemos evitar tanto como podamos el consumo de carnes rojas y embutidos altamente procesados. Esta clase de alimentos no debe ser el componente primordial de una dieta saludable anti-cáncer ya que están cargados de nitritos y nitratos, estos son preservativos químicos que se utilizan en la industria de los alimentos altamente procesados para conservar la vida de estas comidas y están presentes en altas concentraciones. Su consumo frecuente puede incrementar las probabilidades de desarrollar un cáncer de estómago y otros tipos de cáncer.

Otro tipo de comida de la cual debemos mantenernos alejados son las grasas animales y los alimentos con grasa animal. Generalmente estos alimentos que son altamente procesados como los quesos y las mantequillas contienen grandes cantidades de grasas saturadas y su consumo desencadena problemas de obesidad y colesterol alto que están ligados con el cáncer. La obesidad se ha relacionado con el cáncer según varios estudios así como con el sedentarismo. Estos estudios revelan que la inactividad física y la obesidad pueden ser responsables de hasta un 30% de varios tipos de cáncer como el cáncer de colon, de seno, de esófago, de endometrio y del cáncer de riñón.

De hecho tan solo en los Estados Unidos de América se calcula que hasta 41,000 casos de cáncer se presentan al año relacionados con la obesidad así que lo ideal es primero **desintoxicar el cuerpo** con una dieta saludable y luego mantener una rutina de alimentación anti-cáncer si queremos vivir una mejor calidad de vida por más años y lejos de los hospitales. Debemos recordar que la actividad física no solo es primordial sino también relajante, idealmente debemos practicar sesiones de actividad física en contacto con la naturaleza para desintoxicar nuestro cuerpo y nuestra mente al mismo tiempo.

No consumir sodas carbonatadas cargadas de azúcar refinado toxico para nuestra salud de endulzantes artificiales como el aspartame (el aspartame causa cáncer). La soda contiene niveles altos de ácido fosfórico que reduce la absorción de calcio en el cuerpo. Las sodas dietéticas contienen metanol que causa cáncer sin mencionar que estas bebidas artificiales causan obesidad que como hemos visto antes está asociada con el riesgo de cáncer. Los refrescos artificiales también dañan el DNA celular. Conservantes utilizados en este tipo de bebidas como el benzoato sódico y el benzoato de potasio combinados con el ácido ascórbico que se les añade a muchos de estos refrescos producen agentes cancerígenos como el benceno que está relacionado con la leucemia.

Eliminar las margarinas procesadas por completo, estas son altamente cancerígenas. No debemos utilizar el horno microondas para calentar las comidas ya que este proceso de irradiación de ondas cambia la estructura del DNA.

Existen mejores fuentes de proteínas que pueden reemplazar las carnes rojas como comer pescado, rico en ácidos grasos omega-3 o consumir un buen plato de frijoles. El consumo excesivo de alcohol es también un factor de riesgo que incrementa las probabilidades de desarrollar varios tipos de cáncer como el cáncer de boca, el cáncer de mama y el cáncer de esófago. Así que es primordial reducir el consumo de alcohol e idealmente limitarlo a una copa de vino tinto al día. Es importante consumir alimentos que contengan **sulforanato** (componente que fortalece las células del cuerpo contra la formación de tumores de cáncer) así como alimentos con fibra y vitaminas A, C y E.

Colección de Recetas Saludables Anti-Cáncer

Ensalada Anti-Cáncer de Fresa, Almendras y Espinacas

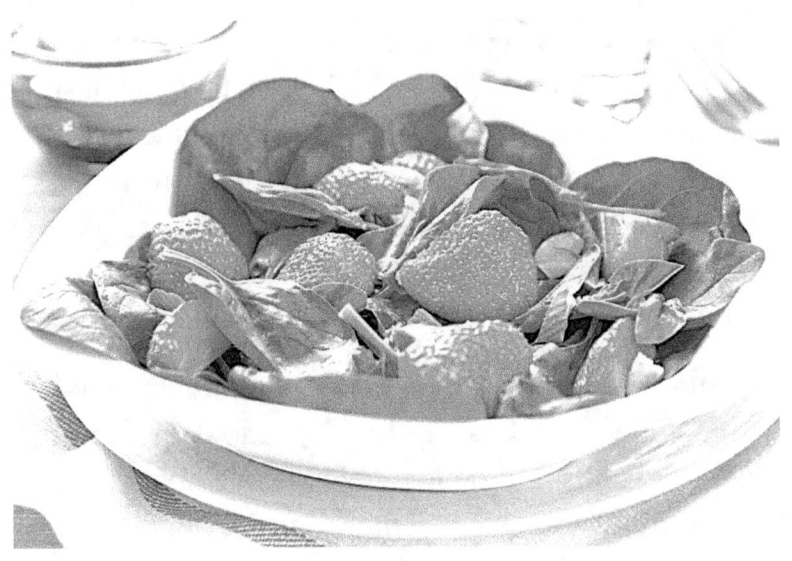

Esta receta contiene ingredientes naturales bloqueadores del cáncer. El aceite de oliva extra-virgen le proporciona a esta receta de ensalada un componente esencial que destruye las células cancerígenas. El componente que logra destruir estas células es el **oleocantal** (un compuesto orgánico natural presente en el aceite de oliva extra-virgen).

Este ingrediente le da el sabor particular al aceite de oliva y según estudios realizados por científicos de la

Universidad de Rutgers en Estados Unidos y del Hunter College en Nueva York este logra destruir las células del cáncer en el cuerpo.

Por su parte las fresas le dan a esta receta aún más poderes anti-cáncer ya que según un estudio de "The Journal of Agricultural and Food Chemestry" de Estados Unidos – (El Diario de Agricultura y Alimentación Química) el consumo de fresas y sus fito-nutrientes disminuye la proliferación de las células del cáncer. La ingesta de fresas ayuda a regular el balance de la glucosa en nuestro cuerpo de forma natural.

Otros estudios realizados por el Instituto Americano de Investigación sobre el cáncer han logrado demostrar las bondades del consumo de los vegetales de hoja verde como **la espinaca**. Los nutrientes y anti-oxidantes de la espinaca como la **luteína y el beta-caroteno** logran reducir el crecimiento de las células de cáncer en el cuerpo de acuerdo a este estudio.

Ingredientes de La Vinagreta a Base de Hierbas:

1 cucharada y ½ de miel de flores silvestres

7 cucharadas de vinagre de vino blanco

Sal marina (1/2 cucharada)

1 taza de aceite de oliva extra-virgen

3 cucharadas de cebollino orgánico fresco picado

4 cucharadas de albahaca orgánica fresca picada

Ingredientes de La Ensalada:

¼ de taza de la vinagreta a base de hierbas ya preparada

1 taza y ½ de fresas frescas orgánicas bien lavadas (cortadas en mitades)

1 cucharada de hojas de menta orgánica fresca bien picada

1 taza y ½ de hojas de espinaca bien lavadas

2 cucharadas de almendras tostadas cortadas en rodajas

½ cucharada de pimienta negra recién molida

Método:

1. Mezclar las fresas, la vinagreta hecha a base de hierbas y las hojas de menta en un tazón mediano. Combinar suavemente en aceite de oliva extra-virgen hasta mezclar bien los ingredientes y luego agregar el cebollino y la albahaca.

2. Combinar con las hojas de espinaca fresca orgánica en un tazón grande y luego espolvorear con la pimienta y las almendras. Sírvala y disfrútela de inmediato.

Nota: puede guardar la vinagreta restante en el refrigerador hasta por cinco días.

Coles de Bruselas al Horno

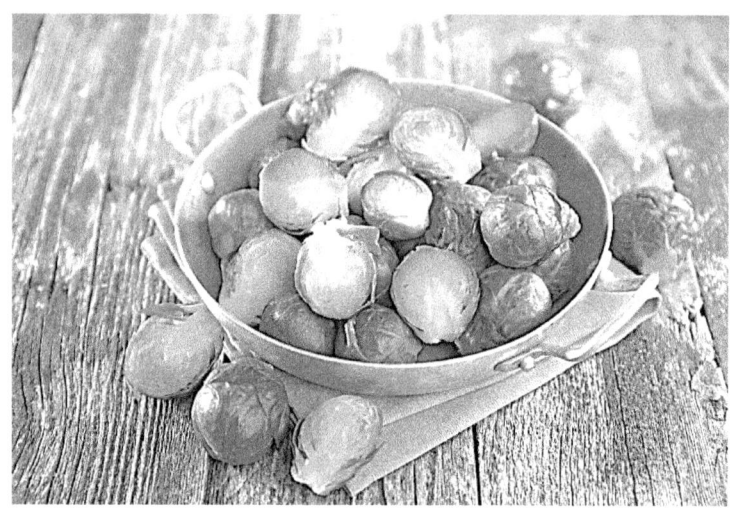

Esta es una deliciosa y súper saludable receta anti-cáncer que nos proporciona todo el poder de los **crucíferos**. Entre la familia de los crucíferos también se encuentran el brócoli, la col rizada y el coliflor entre otros. Las Coles de Bruselas le proporcionan a esta receta vitaminas esenciales como la vitamina A, la vitamina C, vitamina K1 y también fibra y ácido fólico. Además de contener anti-oxidantes, las Coles de Bruselas también contienen proteína vegetal y son muy sabrosas.

Adicionalmente las Coles contienen tres ingredientes fitoquímicos naturales que combaten el cáncer: el **Sulforafane, el Indole-3-Carbinol y el Sinigrin**. Estas sustancias logran eliminar las células cancerosas del cuerpo y también contribuyen a la reparación natural de nuestras células así como al bloqueo del crecimiento de nuevas células cancerígenas.

Las Coles de Bruselas son uno de esos alimentos naturales que no pierden sus poderes anticancerígenos cuando se les cocina. Otros vegetales que se pueden cocinar igualmente sin perder estas propiedades son las espinacas, los berros, la achicoria verde, la calabaza y la berenjena.

Adicionalmente esta receta también combina el poder anti-cáncer de la miel presente en la vinagreta junto con sus otros ingredientes. Diversos estudios han demostrado el poder inhibidor del crecimiento de las células de cáncer de la miel y su potencial se extiende incluso a su capacidad para matar las células del cáncer mientras mantiene intactas las células saludables del cuerpo.

Rinde 6 porciones

Ingredientes:

2 tazas de coles de Bruselas orgánicas

1 taza de nueces orgánicas

Aceite de Oliva Extra-Virgen

Vinagreta Balsámica

Receta de Vinagreta Balsámica:

Tiempo de preparación: 5 minutos

Ingredientes:

¼ de taza de vinagre balsámico

2 dientes de ajo orgánico picados

2 cucharadas de miel de abeja orgánica

1 cucharadita de Mostaza Dijon

Una pizca de sal marina

Una pizca de pimienta negra molida

¾ de taza de aceite de oliva extra-virgen

Método de Preparación:

Combinar bien todos los ingredientes y luego refrigerar y tapar en un reciente de vidrio en la nevera hasta que necesite servir la vinagreta. Se puede conservar esta vinagreta por un máximo de dos semanas en el refrigerador.

Método de Preparación de Las Coles de Bruselas al Horno:

Precalentar el horno a 375 F o 175 C

Cortar las coles de Bruselas en ¼ o en ½ dependiendo de su tamaño

Colocar las coles de Bruselas cortadas en un molde refractario para hornear de vidrio

Agregar las nueces espolvoreándolas por encima de las Coles de Bruselas

Rociar con el aceite de oliva extra-virgen

Rociar con la Vinagreta Balsámica

Hornear por unos 25 minutos aproximadamente o hasta que las Coles de Bruselas adquieran una consistencia tierna suave y un color dorado suave en los bordes. Sírvalas y disfrútelas!

Coles de Bruselas al Horno con Ensalada de Uvas y Nueces

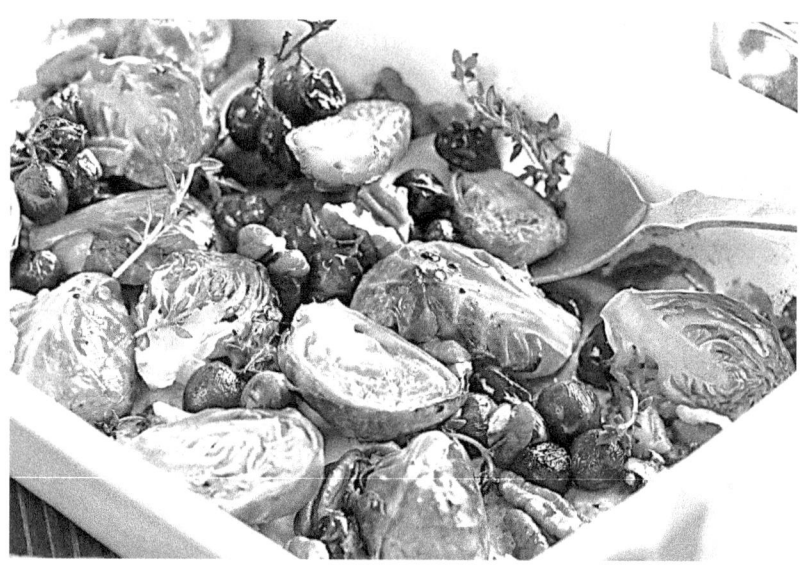

Esta receta combina el sabor nutritivo de las coles de Bruselas junto con los anti-oxidantes de las uvas y las nueces. Las uvas contienen un maravilloso anti-oxidante anti-cáncer llamado **resveratrol**. Diferentes estudios han demostrado los poderes del resveratrol para detener el cáncer como por ejemplo el cáncer de mama en las mujeres así como el cáncer de hígado, del sistema linfático y del estómago.

Las uvas de color púrpura o rojas tienen una mayor cantidad de resveratrol que las uvas de color verde y la mayor parte de esta maravillosa sustancia anti-cáncer llamada resveratrol se encuentra en la cáscara de la uva.

Tiempo Total Para Preparar: 45 minutos

Rinde 4 porciones

Ingredientes:

1 libra (453 gramos) o 2 tazas de coles de Bruselas orgánicas, cortadas a la mitad

1 taza de uvas orgánicas sin semillas de color rojo o púrpura

1/2 taza de nueces orgánicas, picadas

2 cucharadas de aceite de oliva extra-virgen

2 ramitas de tomillo fresco orgánico, finamente picado

Sal Marina y Pimienta Negra al gusto

2 cucharadas de vinagre balsámico

Método de Preparación:

1. Precalentar el Horno a 400 grados F o 203 g C.

2. Lavar bien las coles de Bruselas y recortar los brotes de cualquier tallo leñoso y hojas exteriores sueltas. Cortarlas por la mitad.

3. Colocar las coles de Bruselas en un recipiente refractario para hornear junto con las nueces y las uvas. Rocíe el aceite de oliva extra-virgen sobre la parte superior de los ingredientes, espolvorear con la pimienta y la sal marina. Mezclar suavemente. Hornear en el centro del horno durante unos 30 a 35 minutos aproximadamente, o hasta que los brotes de coles de Bruselas estén dorados. Mezclar suavemente dos veces durante la cocción.

4. Retire del horno. Coloque en un plato para servir, y luego añadir el vinagre balsámico.

5. Listo para disfrutar!

Deliciosas Brochetas de Coles de Bruselas y Pimentón

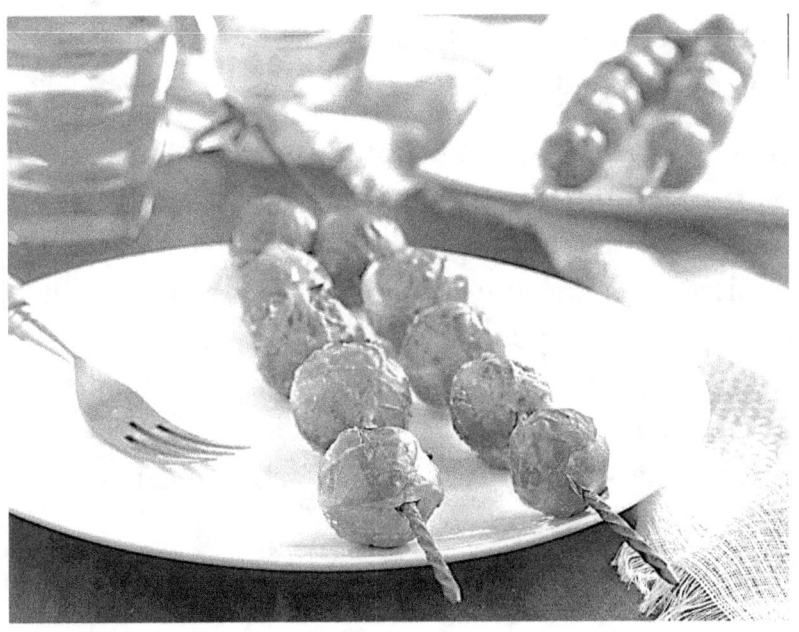

Las coles de Bruselas preparadas a la parrilla adquieren un sabor exquisito y único y transforman a esta receta en otra deliciosa forma de consumir este súper alimento la naturaleza para ampliar nuestros menús anti-cáncer. La pimienta negra por su parte le proporciona a esta deliciosa receta más anti-oxidantes que nos ayudan a luchar contra el cáncer de hígado y contra enfermedades cardiovasculares.

La pimienta también es un poderoso agente natural eliminador de las bacterias que nos ayuda a limpiar nuestro organismo y a combatir infecciones. Adicionalmente la pimienta promueve y estimula la digestión estimulando las secreciones gástricas de forma natural en nuestro cuerpo. Asegúrese de conseguir la pimienta negra en su forma más natural, es decir en granos enteros pues así nos aseguramos que no contiene aditivos.

El pimentón (capsicum annuum) es una **excelente fuente de anti-oxidantes** que contiene aún más vitamina C que las naranjas y los limones. También contienen un ingrediente anti-cancerígeno llamado **licopeno** que junto con la vitamina C ayuda a combatir el cáncer de forma natural y aumenta nuestras defensas. También contienen **beta-carotenos** que le dan su coloración roja que son poderosos anti-oxidantes naturales y nos ayudan a desintoxicar el cuerpo.

Tiempo de Preparación Total: 30 minutos

Rinde 4 porciones

Ingredientes:

2 cucharadas de aceite de oliva extra-virgen

1 diente de ajo orgánico, finamente picado

1 cucharadita de pimentón orgánico

1 taza de pimentones rojos orgánicos cortados en rodajas pequeñas

1 cucharadita de sal marina

Una pizca de pimienta negra orgánica y sin aditivos molida

1 libra (453 g) de las coles de Bruselas (o 4 tazas aproximadamente)

Método de Preparación:

1. Combinar aceite de oliva extra-virgen, el pimentón, el ajo, la sal marina y la pimienta negra molida en un tazón. Poner a un lado.

2. Lavar bien las coles de Bruselas retirando también los tallos leñosos de los brotes. Coloque en un tazón de cerámica y cubrir con agua pura. Calentar las coles de Bruselas en agua caliente por unos 5 minutos aproximadamente para que ablanden un poco. Permitir que los brotes se enfríen hasta que el agua se torne tibia.

3. Ensarte los brotes de coles de Bruselas en las brochetas junto con los pimentones rojos cortados en rodajas. Rociar con una mezcla de ajo y aceite de oliva extra-virgen. Asar las brochetas de coles de Bruselas a la parrilla durante unos 5 minutos por cada lado o hasta que estén ligeramente doradas y con una consistencia suave. Disfrútelas!

Coles de Bruselas con Setas o Champiñones

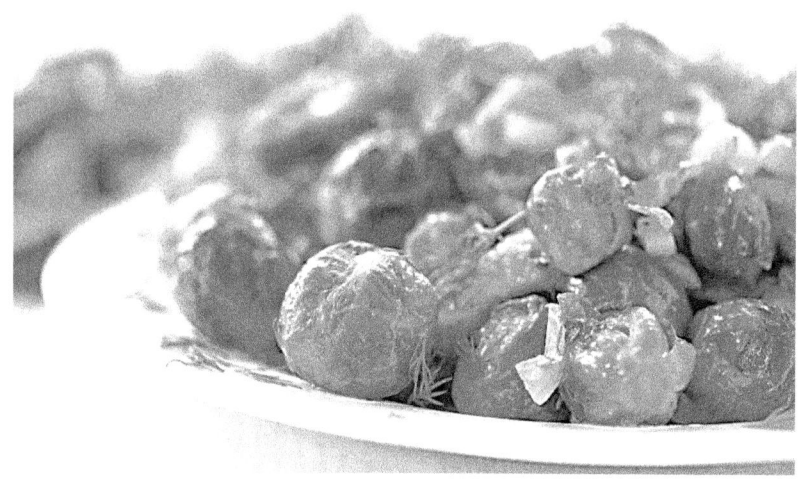

Las coles de Bruselas hechas en el sartén adquieren una textura y un sabor delicioso que hace que esta receta anti-cáncer sea una maravillosa opción en sus menús saludables. Las setas o los champiñones son **purificadores naturales de la sangre** y han sido usados desde los tiempos antiguos para fortalecer el sistema inmune. Los champiñones son ricos en **selenio y en beta-glucanos** que logran inhibir el crecimiento de las células cancerígenas y estimulan nuestro sistema inmune.

El consumo de estas setas activa nuestros sistemas de defensa interna estimulando la eliminación de células tumorales cancerígenas. Las setas eran usadas desde los tiempos antiguos por los agricultores Japoneses en su dieta rutinaria lo que puede explicar en parte una menor mortandad causada por el cáncer en esta población en particular, de hecho en el Japón se utilizan las setas como alimentación esencial para pacientes que se someten a la quimioterapia.

Su consumo durante la quimioterapia ha demostrado una mejoría en los pacientes de la enfermedad mejorando incluso los vómitos.

Ingredientes:

1 cucharada de aceite de oliva extra-virgen

2 - 3 chalotas, cortadas en rodajas finas (escalonias o echalotas son de la familia de las liliáceas, al igual que la cebolla, el ajo o el puerro). (O reemplazar con cebollas)

10 coles de Bruselas orgánicas, (remover las hojas y cortar por la mitad)

½ taza de setas o champiñones orgánicos, limpios y rebanados

2 ramitas de tomillo fresco orgánico (remover las hojas)

Rociar con vino tinto

Sal marina y pimienta negra molida al gusto

Método de Preparación:

1. En un pequeño sartén de cocina caliente el aceite de oliva y añadir las chalotas o la cebolla, cocinar hasta que estén transparentes, por unos 4 o 5 minutos aproximadamente. Añadir las coles de Bruselas y cocinar hasta que estén tiernas y con un color dorado suave en los bordes, cocinar por unos 6 a 10 minutos aproximadamente, dependiendo del tamaño de las coles de Bruselas.

2. Retire las chalotas o cebollas y las coles de Bruselas y muévalas a un tazón y reservar. Añadir más aceite de oliva extra-virgen a la sartén si es necesario y luego añadir las setas o champiñones y las hojas de tomillo, cocinar hasta que estén tiernos, por unos 5 o 10 minutos aproximadamente.

Añadir un chorrito de vino tinto y pimienta negra molida y sal marina al gusto. Ponga nuevamente los chalotes o cebollas y las coles de Bruselas en el sartén y cocine hasta que esté bien caliente. Servir y Disfrutar!

Receta de Sopa de Cebolla Anti-Cáncer

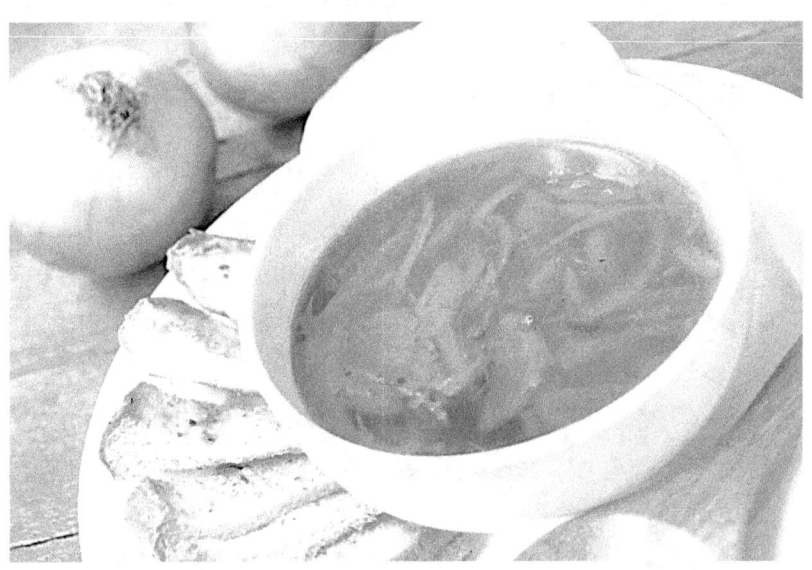

Ingredientes:

1 cucharada de aceite de oliva extra-virgen

2 cebollas orgánicas amarillas (cortadas en rebanadas)

1 puerro pequeño orgánico picado

½ cucharada de romero fresco orgánico picado

½ cucharada de tomillo orgánico fresco

4 manzanas verdes orgánicas cortadas en cubos (sin semillas)

6 tazas de caldo de vegetales bajo en sodio

Método de Preparación:

1. Calentar el aceite de oliva en una cacerola mediana a fuego medio. Añadir la cebolla y sofreír hasta que esté dorada.

2. Vierta el caldo de vegetales y llevar a ebullición a fuego 1/2 alto. Añadir las manzanas, y reducir el fuego a medio bajo. Cocine a fuego lento durante unos 10 minutos aproximadamente.

Coliflor Asada con Especias

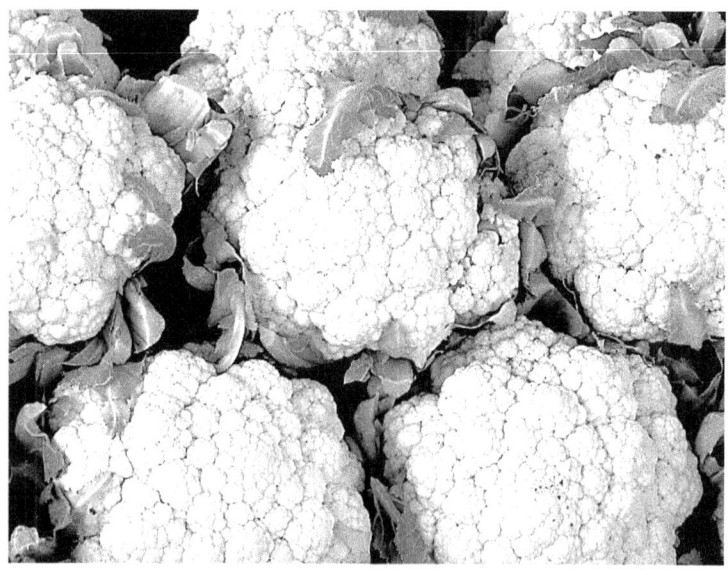

La cúrcuma en esta receta tiene la capacidad de destruir las células de cáncer además de promover la función de las células saludables del cuerpo. El consumo de la cúrcuma también **inhibe la proliferación de las células cancerígenas** en el cuerpo y ayuda a nuestro sistema a destruir las mutaciones de células cancerígenas para que no se propaguen por el cuerpo.

Científicos de la Universidad de Ciencias en Rutgers, Estados Unidos estudiaron los efectos de la combinación de estos dos ingredientes, el coliflor y la cúrcuma, y llegaron a la conclusión de sus efectos anti-cancerígenos en donde según pruebas se logró demostrar una reducción significativa de las células cancerígenas y de tumores.

Tiempo total de preparación: 1 hora y 10 minutos

Ingredientes:

1 cabeza de coliflor orgánica

1 cucharadita de comino orgánico

1 cucharada de ajo en polvo orgánico

2 cucharaditas de cúrcuma orgánica

2 cucharadas de chile en polvo orgánico

2 cucharaditas de sal marina

1 cucharada de zumo de limón orgánico

¼ tazas de leche de coco orgánica

½ cucharada de pimienta negra orgánica

Método de Preparación:

1. Precaliente el horno a 400 grados F (204 Celsius) Engrase una pequeña bandeja para hornear con el aceite de coco.

2. Recortar la base de la coliflor y retirar el tallo leñoso y las hojas verdes.

3. En un tazón mediano, combine la leche de coco con la pimienta, la sal marina, la ralladura de limón y el jugo de limón y las especias.

4. Poner la coliflor en el tazón y mézclelo con los otros ingredientes dentro del tazón.

5. Coloque la coliflor un recipiente para hornear. Traslado al horno y asar por unos 40 minutos aproximadamente, o hasta que el exterior esté seco al tacto y con una consistencia suave y un poco dorado.

6. Deje enfriar la coliflor un poco y luego cortar en gajos. Servir y disfrutar!

Salmón al Horno con Aceitunas

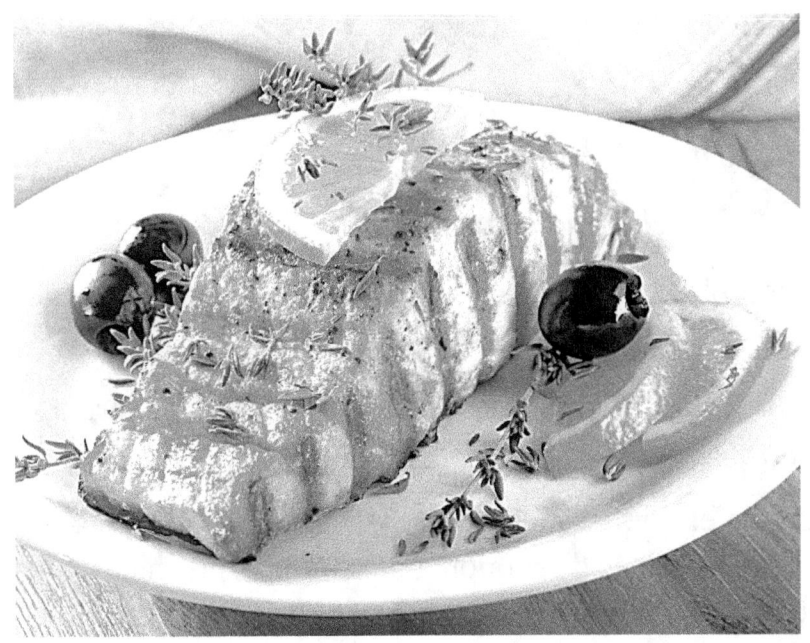

Tiempo de Preparación Total: 30 minutos

Rinde 4 porciones

Ingredientes:

¼ cucharadita de sal marina

16 aceitunas Kalamata pequeñas orgánicas

2 cucharadas de hojas de albahaca fresca orgánica (en rodajas finas)

1 cucharada de aceite de aguacate orgánico

½ cucharada de pimienta negra recién molida

24 oz. (680 g) de salmón salvaje de Alaska (4 filetes de salmón de 6 oz. o 170 g)

Método de Preparación:

Precaliente el horno a 400 grados F. (204 g C)

Añadir el aceite a una sartén mediana y calentar a fuego medio-alto.

Escurrir el salmón, secar y espolvorear con sal marina y pimienta negra.

Cuando el aceite esté brillante y la sartén esté caliente, añadir los filetes de salmón a la sartén (la piel hacia arriba). Cocinar por unos 2 o 3 minutos. No voltear los filetes.

Añadir las aceitunas a la sartén todo el pescado y revuelva suavemente, cocinar 2 minutos más.

Dar la vuelta a los filetes de salmón.

Coloque la bandeja en el horno para completar la cocción al punto de cocción deseado (unos 2 minutos para medio crudo o unos 4 minutos para término medio).

Retire del horno y cubra con albahaca fresca.

Servir y disfrutar!

Salmón al Horno

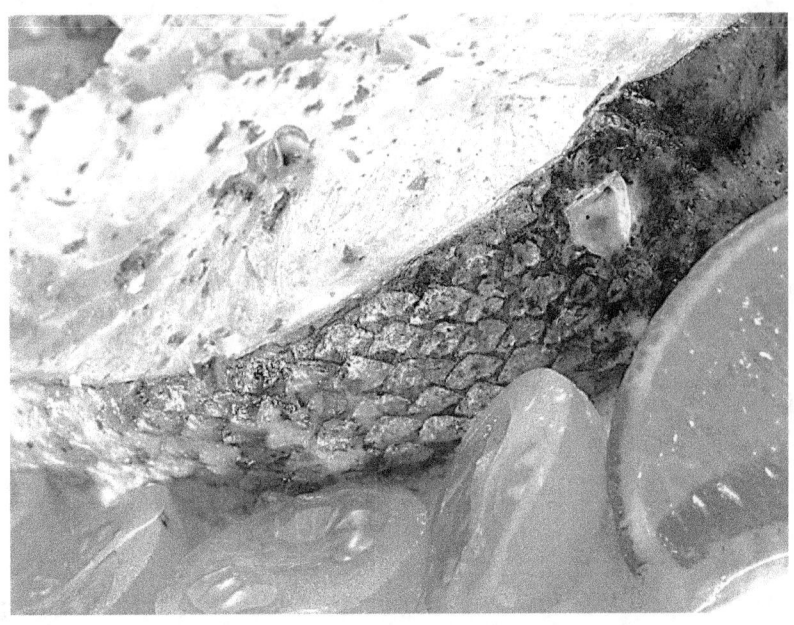

Los tomates le dan a esta receta excelentes propiedades anti-cáncer ya que contienen un **fitoquímico anti-oxidante** llamado licopeno. El licopeno forma parte de la familia de los carotenoides, un pigmento que contribuye a la pigmentación roja de las frutas y los vegetales de tonos rojos. El licopeno nos ayuda a **combatir los radicales libres** neutralizando su acción oxidante y evitando el daño de las membranas y las moléculas celulares. Las mutaciones a nivel celular pueden causar diferentes tipos de cáncer y estas mutaciones son causadas por alteraciones producidas por los radicales libres.

Sin embargo no todos los radicales libres producidos por nuestro cuerpo son dañinos, nuestro sistema inmune los produce en pequeñas cantidades para combatir las bacterias y los virus. El **licopeno** logra neutralizar y regular la acción de los radicales libres en nuestro sistema impidiendo los daños en la estructura celular e impidiendo el desarrollo del cáncer.

Tiempo Total de preparación: 50 Minutos

Rinde: 4 Porciones

Ingredientes:

24 oz (680) de filetes de Salmón (4 filetes de 6 oz o 170 g)

4 cucharadas de Aceite de Oliva Extra- Virgen

2 cucharaditas de Ajo Orgánico Picado

1 cucharadita de Pimienta Negra Molida Orgánica

1 cucharadita de Albahaca (unos 5 gramos)

1 cucharada de Perejil orgánico seco

Sal Marina al gusto (1/2 cucharadita aprox.)

1 oz de zumo de limón (2 cucharadas)

2 Tomates Orgánicos bien lavados y rebanados

Método de Preparación:

1. Mezclar todos los condimentos, aceite de oliva, el jugo de limón y el ajo picado en un tazón de vidrio mediano. Una vez que los ha mezclado juntos poner el salmón en una recipiente refractario para hornear de vidrio y luego vierta el adobo sobre este. Deje marinar durante al menos una hora en la nevera, dale vuelta ocasionalmente.

2. Precaliente el horno a 375 F (190 C)

3. Coloque los filetes en papel de aluminio, colocar las rodajas de tomate en la parte superior de la cubierta del salmón junto con el adobo y luego cerrar y sellar con el papel aluminio. Luego poner los paquetes de aluminio sellados en un recipiente de vidrio listo para hornear.

4. Hornear por unos 30 0 50 minutos o hasta que el salmón este tierno y se deshaga fácilmente al enterrar un tenedor.

5. Servir con verduras de su elección y con arroz integral y estará listo para disfrutar!

Deliciosa Ensalada Niçoise con Salmón y Vinagreta de Kalamata

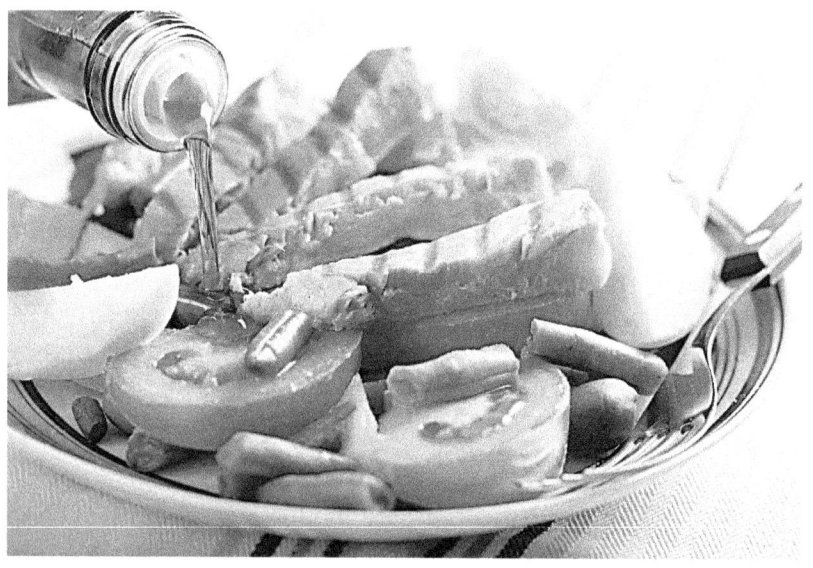

Esta deliciosa ensalada Niçoise puede ser preparada con salmón en vez de atún esta lista en tan solo 20 minutos

Ingredientes para la vinagreta:

- 6 cucharadas de aceite de oliva extra virgen

- 1/3 taza de aceitunas Kalamata, sin hueso y picadas (alrededor de 1/4 de taza)

- 3 cucharadas de vinagre balsámico blanco

- 1 diente de ajo mediano, finamente rallado

- 1/2 cdta. de limón finamente rallada

- 1/2 cdta. de hojuelas de pimienta roja molida (opcional)

- Sal Mediterránea y pimienta recién molida negra

Ensalada Ingredientes:

- ¾ de libra (340 gms) de patatas rojas (cada una de aproximadamente 1-1/2 pulgadas de diámetro (3.8 cms), cortadas en cuartos

- Sal del mar Mediterránea y pimienta recién molida negra

- Judías verdes 1/2 libra, limpios y cortados en trozos de 1-1/2 pulgada

- 1/2 libra (226 gms) de tomates cereza o uva (colores mezclados preferiblemente), reducido a la mitad

- 1/2 cebolla roja pequeña, cortada en rodajas finas

- Bulbo de hinojo 1/2 medio, sin semillas y cortado en rodajas finas

- 2 tazas de arúgula bebé

- Pimienta negra recién molida

- 3/4 de libra (340 gms) de salmón Cedar-Planked (u otros filetes de salmón cocido), sin piel, cortada en 4 trozos, a temperatura ambiente

-- --------------------

Preparación Vinagreta:

En un tazón pequeño, mezcle el aceite, el ajo, las aceitunas, el vinagre, la ralladura de limón y pimiento rojo. Batir para mezclar y sazonar al gusto con sal y pimienta. Ponga aparte.

Ensalada preparación:

Coloque las papas en una cacerola, cubrir con 2/4 de agua pura, agregue 1 cucharada de la sal Mediterránea, hervir a fuego alto. Reduzca el fuego a medio y cocine a fuego lento hasta que las papas adquieran consistencia tierna cuando se las pinche con un tenedor, aproximadamente 5 minutos. Con una cuchara, mover las patatas a un plato grande (guardar el líquido de cocción).

Batir la vinagreta para remezcla, rociar 2 cucharadas de la misma sobre las patatas, espolvorear con la sal Mediterránea y la pimienta y mezclar bien. Póngalo aparte y deje enfriar a temperatura ambiente.

Hervir el agua en el recipiente de cocción a fuego alto. Mientras tanto, llenar un plato grande con agua helada. Poner las judías verdes en el agua hirviendo y cocine hasta que estén de color verde brillante y ya no crudas, pero aún frescas, aprox. 1 a 2 minutos. Escurrir los garbanzos en un colador y sumergirlos en el agua helada para detener la cocción. Escurrir una vez más y organizar los frijoles en un paño de papel de cocina limpio para que se sequen.

Una vez que las papas estén más frías, añadir los tomates, las judías verdes, el hinojo, la cebolla y todo menos 3 cdtas. de la vinagreta y mezcle bien. Sazone con sal Mediterránea y pimienta. Agregue la arúgula y mezcle suavemente. Pasar a un plato y cubrir con el salmón. Rociar con la vinagreta y el resto ya está listo para servir y disfrutar!

Nutritiva y Súper Saludable Ensalada de Brócoli con Manzanas y Arándanos

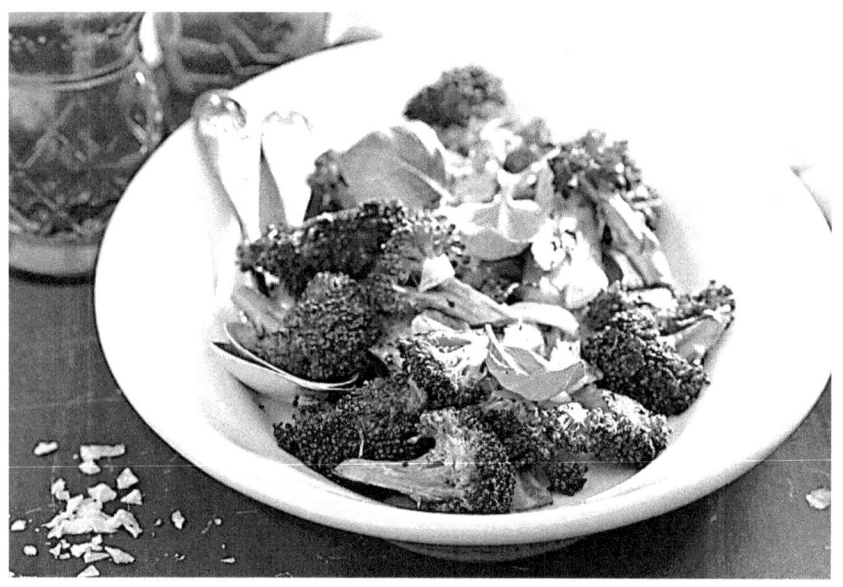

Rinde: 6 Porciones

Ingredientes:

4 tazas de floretes de brócoli frescos

1/2 taza de arándanos secos

1/2 taza de semillas de girasol

3 manzanas orgánicas

1/4 de taza de cebolla roja, picada

1 taza de llanura, yogur bajo en grasa con bacterias probióticas

Mostaza estilo Dijon 2 cucharadas

Miel 1/4 taza

Método de Preparación:

Combine brócoli, arándanos secos, semillas de girasol, manzanas picadas, y la cebolla picada en un tazón grande. Mezclar el yogur, la mostaza y la miel en un tazón pequeño.

Añadir aderezo a la ensalada y mezcle. Enfríe antes de servir.

Deliciosa Sopa de Pollo Anti-Cáncer

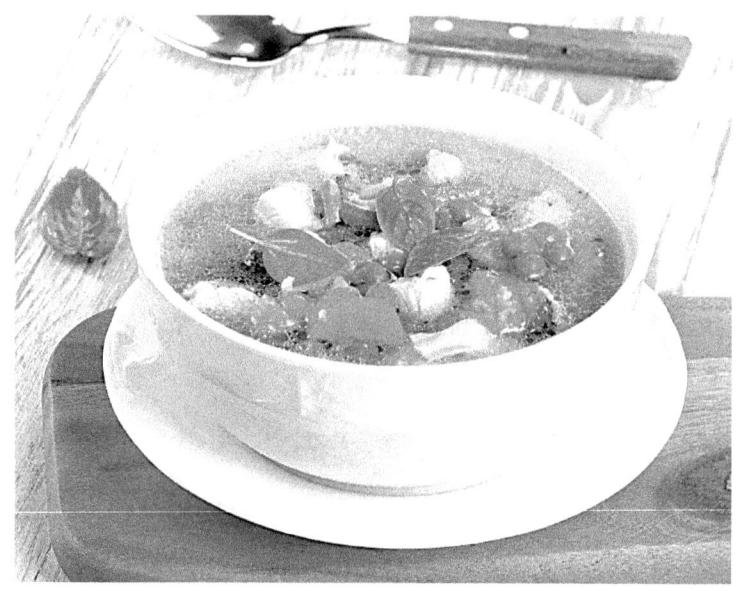

Esta deliciosa y práctica receta contiene ingredientes como el nabo que contiene sulforafano, este componente ayuda a nuestro sistema a combatir el cáncer reforzando nuestras células y previene la formación de tumores cancerígenos. Otros alimentos que contienen **sulforafano** son las coles de Bruselas, la coliflor y el repollo.

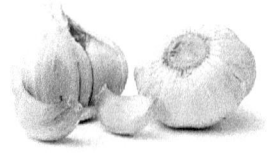

Ingredientes:

4 tazas de caldo de pollo bajo en sodio sin grasa

1 cebolla orgánica picada

3/4 taza de batata (tubérculo similar a la papa de sabor dulce), cortada en cubitos

3/4 taza de nabo (el nabo es una hortaliza que forma parte de la familia de las crucíferas, excelentes alimentos anti-cáncer), cortado en cubitos

2 tallos de apio orgánico picado

½ taza de arvejas o guisantes orgánicos

2 zanahorias orgánicas cortadas en rodajas

2 tazas de pollo orgánico sin piel, cocinado y cortado en cubitos

1/2 taza de perejil orgánico fresco picado

Método de Preparación:

1. Hervir el caldo en una cacerola grande y agregar las verduras. Reducir el fuego a bajo, tapar y cocinar a

fuego lento por unos minutos hasta que las verduras estén tiernas.

2. Agregue el pollo cocido y cocine a fuego lento durante unos 3 o 4 minutos aproximadamente.

Deliciosa y Saludable Sopa de Brócoli y Cebada

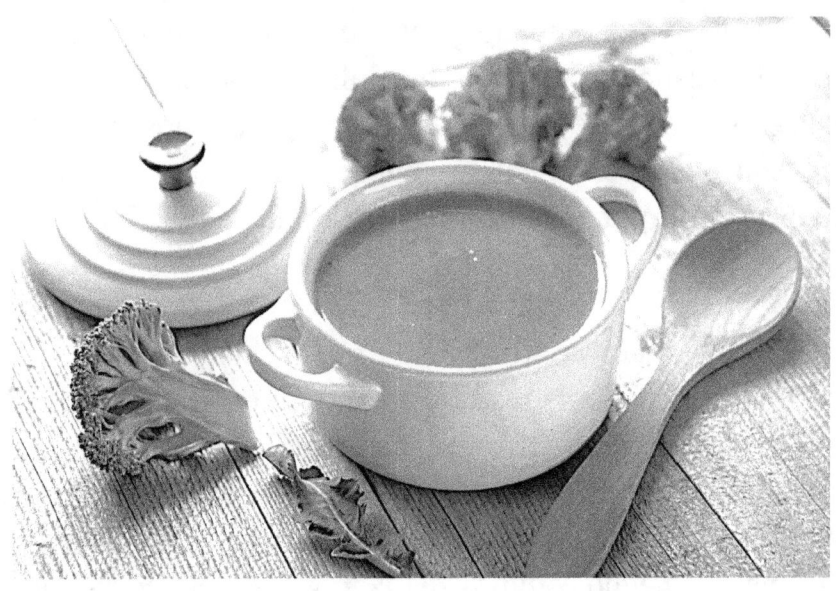

La mejorana en esta receta es uno de los alimentos naturales que nos ayuda a desinflamar nuestro cuerpo de forma natural y por lo tanto nos ayuda a prevenir el cáncer. La inflamación crónica está directamente relacionada con un mayor riesgo de padecer cáncer. El brócoli es uno de los mejores alimentos para proteger nuestro sistema contra el cáncer y sus componentes nos ayudan a prevenir la formación de tumores cancerígenos y también su consumo nos ayuda a eliminar toxinas.

La cebada refuerza esta receta con su buena carga de fibra soluble, **fitoquímicos y minerales** y es excelente no solo para combatir el cáncer sino también otros males como la diabetes y para la prevención de enfermedades cardiacas. Este es un ingrediente ideal para ser incluido en nuestra dieta anti-cáncer. El consumo de alimentos con fibra como la cebada mantiene nuestra salud intestinal y nos ayuda a prevenir el cáncer de colon y puede formar parte de una dieta para **limpiar el colon naturalmente**.

Gracias a su buen contenido de fibra la cebada logra facilitar el tránsito de materia fecal mejorando la salud del colon y limpiándolo de forma natural. La cebada también contiene un tipo de enzima llamada **superoxide dismutase** que logra destruir los radicales libres dañinos en nuestro sistema. De hecho estudios realizados por la Universidad de Iowa en los Estados Unidos han demostrado la relación que existe entre los niveles de esta enzima y el cáncer.

En estos experimentos se demostró la capacidad del extracto de hierba de cebada para eliminar de un 30% a un 50% de las células de cáncer cerebral así como la habilidad de esta hierba para detener el crecimiento del cáncer de próstata en 90 a un 100%.

El extracto de cebada mezclado junto con otros extractos de vegetales o en su forma pura y simple de extracto logra alimentar nuestro cuerpo y alcalinizarlo con una serie de nutrientes y minerales mientras desintoxicamos nuestro sistema interno y se puede consumir como ingrediente de jugos verdes súper saludables.

Ingredientes:

1/4 taza de cebolla amarilla, picada

1 zanahoria orgánica pequeña, pelada y cortada en trozos

1 tallo de apio orgánico, finamente picado

1 cucharada de aceite de oliva extra-virgen

4 tazas pequeñas de floretes de brócoli orgánico

1/2 taza de cebada perlada, cocida

5 tazas de caldo de verduras

4 tomates orgánicos cocidos

4 dientes de ajo, picados

1/4 cucharadita de mejorana seca (hierba aromática de la familia de las Lamináceas – (Lamiaceae) es pariente del orégano)

1 cucharadita de tomillo orgánico

Una pizca de sal marina y pimienta negra molida al gusto

Método de Preparación:

1. En una olla, cocine la cebolla en aceite de oliva a fuego medio durante unos 4 a 5 minutos aproximadamente o hasta que esté blanda.

2. Añadir el caldo de verduras y llevar a ebullición. Reducir a fuego lento y añadir las zanahorias, los floretes de brócoli y el apio. Cubrir y cocinar a fuego lento hasta que el brócoli y las zanahorias estén tiernos.

3. Añadir los tomates cocidos, la cebada cocida, el ajo, el tomillo y la mejorana. Dejar hervir por un minuto o dos aproximadamente.

4. Condimentar con la pimienta negra molida y la sal marina. Servir caliente y disfrutar!

Deliciosa Sopa Súper Saludable de Zanahoria y Remolacha

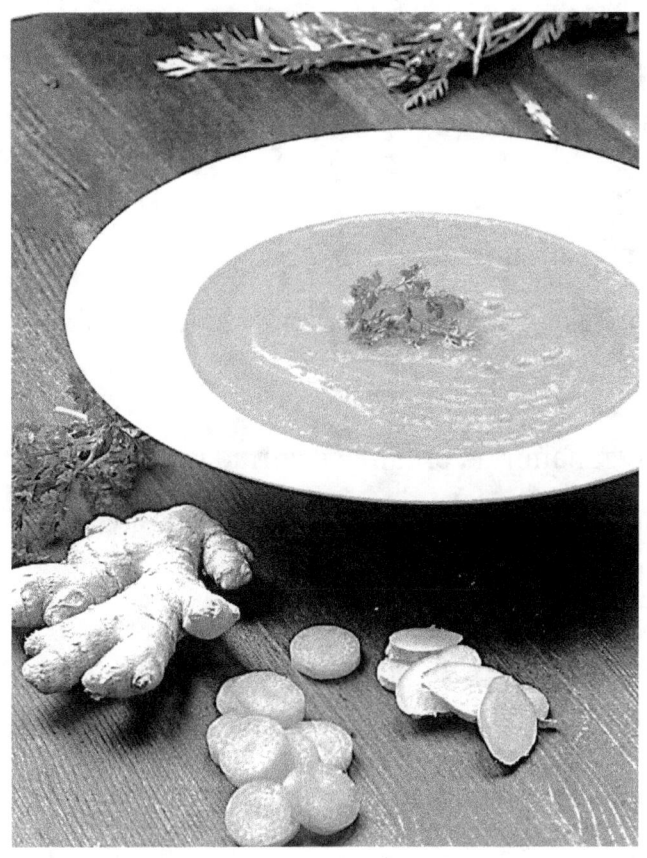

Esta receta de sopa es una combinación súper saludable que combina los nutrientes de la remolacha y de la zanahoria para prevenir el cáncer. La remolacha en particular contiene un ingrediente fitoquímico llamado **betacyanin** que le da su característico color púrpura y es un componente cuyo consumo nos ayuda a la prevención del cáncer según varios estudios. Las zanahorias por su parte le aportan otro importante componente anti-cáncer a esta receta, se trata del **falcarinol**, un ingrediente que ha demostrado ser efectivo en frenar la propagación y el desarrollo del cáncer de forma natural.

Ingredientes:

1 taza de cebolla picada

4 remolachas orgánicas medianas, peladas y picadas

1 cucharada de aceite de oliva extra-virgen

1 taza de zanahorias orgánicas cortadas en cubitos,

1 cucharada de jengibre orgánico fresco, picado

6 tazas de caldo de verduras

1 diente de ajo orgánico picado

Método de Preparación:

1. Calentar el aceite de oliva en una cacerola grande a fuego medio. Saltear la cebolla hasta que esté dorada. Añadir el ajo y el jengibre y cocinar por unos 2 minutos aproximadamente, revolviendo con frecuencia.

2. Añadir las zanahorias, las remolachas y el caldo. Reducir a fuego bajo y cocinar a fuego lento cubriendo hasta que las zanahorias y remolachas estén tiernas por unos 25 minutos aproximadamente.

3. Utilizar un procesador de alimentos mezclar la sopa. Puede probar la sopa y si hace falta condimentar un poco más con una pizca de sal marina y un poco más de pimienta negra molida.

4. Servir caliente o fría y espolvorear con unas hojas de cilantro orgánico para añadir más sabor. (el cilantro es excelente para la prevención del cáncer de hígado y para desintoxicar el hígado de forma natural además es un poderoso diurético natural – las semillas de cilantro pueden ser utilizadas como tratamiento natural para el insomnio y para combatir la ansiedad – se puede beber en forma de té natural medicinal).

Deliciosa y Sencilla Ensalada Súper Saludable de Cebada

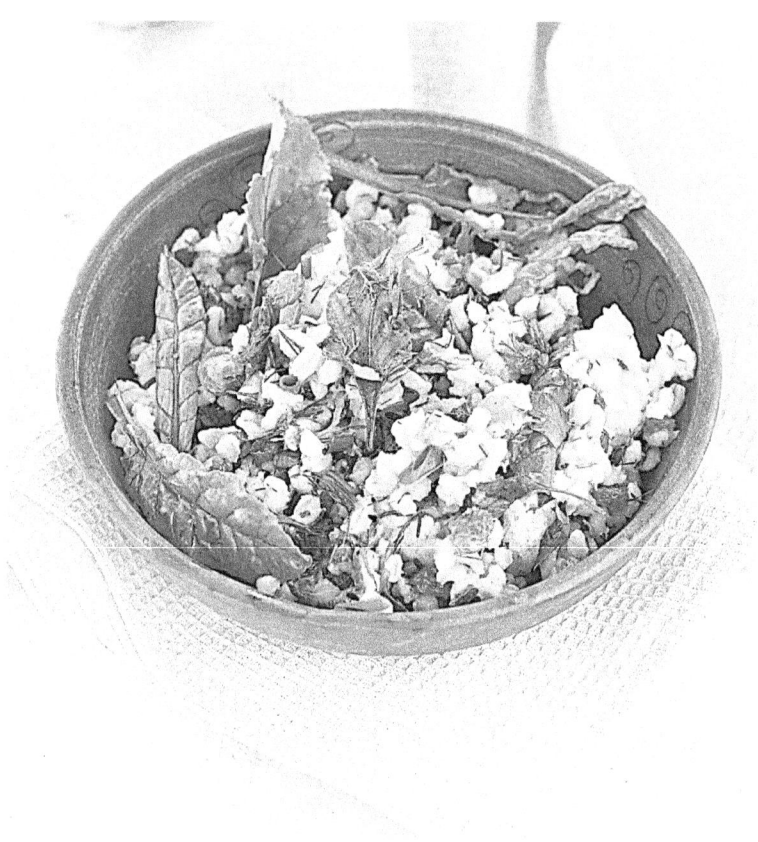

Ingredientes:

1 taza de cebada perlada orgánica

2 tomates orgánicos bien lavados cortados en rodajas

½ taza de hojas de espinaca orgánica bien lavada

¼ de taza de hoja de menta orgánica picada

2 pimientos verdes orgánicos cortados en rodajas

1 cebolla roja orgánica picada

1 pizca de sal marina al gusto

Pimienta Negra Molida orgánica al gusto

Aceite de oliva extra virgen al gusto

Método de Preparación:

Mezclar muy bien todos los ingredientes condimentando con un poco de sal marina y pimienta y luego agregar el aceite oliva extra-virgen al gusto.

Sopa de Pollo y Brócoli con Arroz Integral

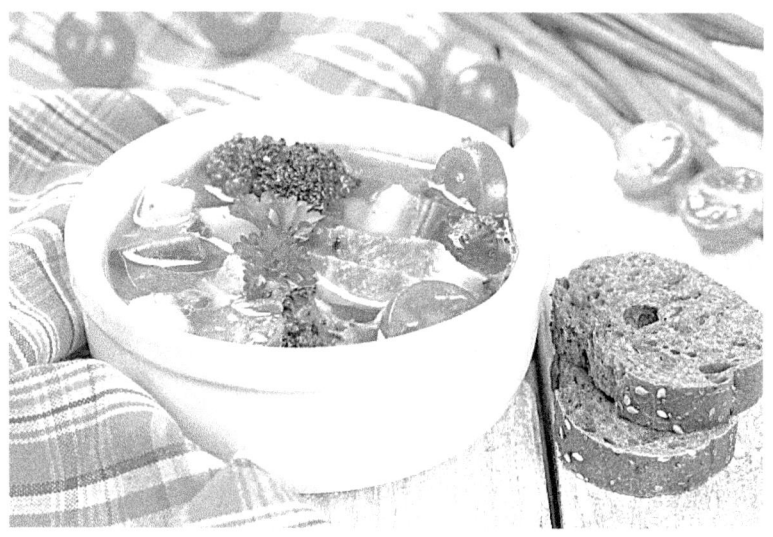

El apio le da a esta receta un gran refuerzo con sus componentes anti-cancerígenos que combinados con el brócoli transforman a esta deliciosa y práctica sopa en un platillo infaltable en su nueva dieta más saludable para prevenir el cáncer. Entre los compuestos del apio se encuentra la **apigenina** que logra debilitar las células cancerígenas.

De hecho estudios recientes han logrado comprobar la efectividad del apio para combatir varios tipos de cáncer como el cáncer de hígado, el cáncer de próstata, el cáncer de ovario y el cáncer de páncreas. En un estudio realizado recientemente se encontró que logra eliminar hasta un 86% de las células cancerígenas en los pulmones.

La **apigenina** es también responsable por estos resultados dramáticos positivos y es un alimento natural que además contiene fibra y nos ayuda a mejorar la digestión y previene la inflamación.

Investigadores en la China han descubierto las bondades del apio para reducir el cáncer de pulmón cuando se consumen **al menos dos tallos de apio al menos dos o tres veces por semana**. Otros estudios también han demostrado la capacidad del apio para reducir el riesgo de desarrollar el cáncer de mama hasta en un 19% y el cáncer de ovario hasta en un 20% suprimiendo el crecimiento de las células de cáncer.

Ingredientes:

4 tazas de caldo de pollo bajo en sodio sin grasa

1 cebolla orgánica pequeña, picada

1 1/2 taza de floretes de brócoli orgánicos

½ taza de tomates cherry

2 tallos pequeños de apio orgánico, cortado en trozos

2 zanahorias orgánicas cortadas rodajas

1/2 taza de arroz integral de grano corto, bien lavado

2 tazas de pollo cocido sin piel, cortadas en trozos

Método de Preparación:

1. Remojar el arroz en agua fría por aproximadamente 15 minutos a una hora. Esto reducirá el tiempo de cocción.

2. Lleve el caldo a hervir en una cacerola grande. Añadir las verduras previamente lavadas y el arroz. Reducir el fuego a bajo, tape y cocine a fuego lento, revolviendo ocasionalmente, hasta que el arroz esté tierno.

3. Agregue el pollo cocido y cocine a fuego lento durante uno s3 a 4 minutos aproximadamente.

Deliciosa y Súper Saludable Sopa de Puerro y Guisantes

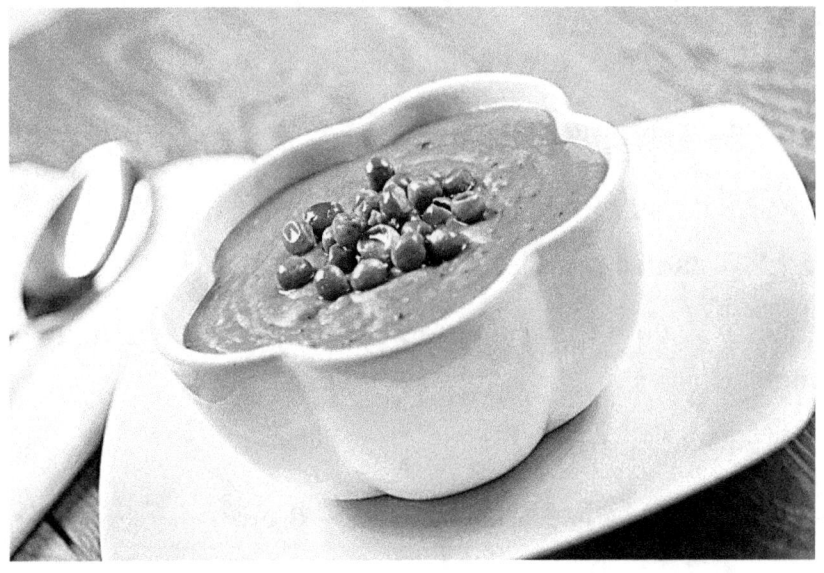

Esta receta es muy fácil de preparar y el resultado es una deliciosa sopa que contiene berros. Los berros son un alimento súper saludable que ha sido utilizado por muchos años para tratar diferentes males. Los berros tienen la propiedad de reducir el daño del DNA de la sangre, el daño del DNA de las células de la sangre se asocia con el riesgo de cáncer. Los berros también contienen otros componentes anti cancerígenos como el beta-caroteno, la vitamina C y la luteína. Las cebollas en esta receta refuerzan sus beneficios anti-cáncer.

Esta receta rinde 6 porciones aproximadamente

Ingredientes:

1 cebolla orgánica grande picada

1 diente de ajo orgánico

6 tazas de caldo de verduras o de caldo de pollo

1 papa orgánica grande

3 tazas y ½ de guisantes orgánicos (chicharro o arveja) congelados

1 manojo de berros

Sal marina y pimienta molida negra al gusto

Método de Preparación:

1. Pelar el ajo y triturar y dejar de lado. Dejar el ajo picado o machacado durante al menos 5-10 minutos después de ser machacados o picados ayuda a maximizar sus efectos protectores de la salud. Se liberan todos sus poderes anti-oxidantes y medicinales naturales. (sucede lo mismo cuando se le mezcla con **batidos verdes naturales**).

2. Pelar las papas y picar la cebolla mientras mantiene a un lado el ajo recién machacado que se encuentra en proceso de liberar sus componentes anti-cáncer.

3. Mezclar la cebolla y el ajo en 3 cucharadas de caldo de verduras o caldo de pollo. Luego añadir los trozos de patata y luego vierta resto del caldo. Llevar a ebullición y cocinar a fuego lento durante unos 15 minutos aproximadamente o hasta que la patata esté bien cocida cocido.

4. Añadir los guisantes congelados y cocinar a fuego lento durante unos tres minutos aproximadamente. Añadir los berros y cocinar por 1 minuto más.

5. Retirar del fuego y dejar enfriar durante unos minutos. Procesar con una batidora de mano hasta que quede con una consistencia suave. Condimentar al gusto con pimienta negra molida y con una pisca de sal marina.

Deliciosa y Saludable Ensalada de Espinacas con Mango y Almendras

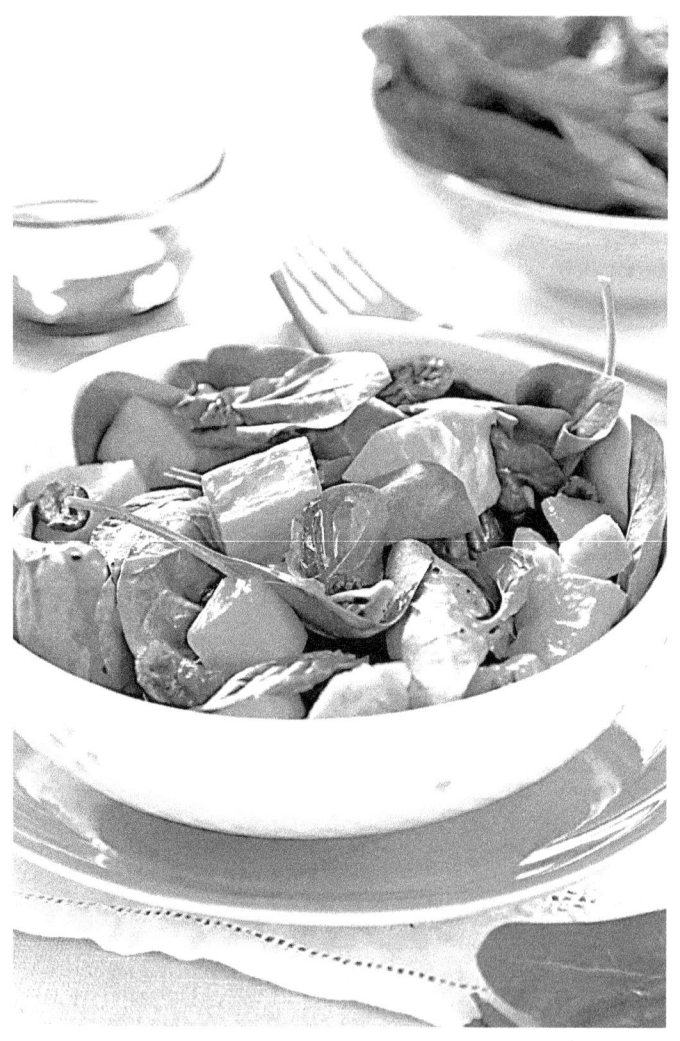

Rinde 4 porciones.

La espinaca es muy saludable y se combina muy bien con el mango en esta receta súper saludable. Esta receta contiene miel de abejas que según estudios realizados por investigadores logra detener el crecimiento de tumores cancerígenos gracias a sus flavonoides y ácidos fenólicos. Las bondades para la salud del consumo de miel de abejas van desde sus **poderes antibacterianos hasta sus poderes anti-inflamatorios** y su capacidad de detener la proliferación del cáncer según este **estudio** (http://tinyurl.com/estudio-anti-cancer).

Otro estudio reciente compara los efectos del consumo de la miel de abejas con los efectos farmacéuticos de drogas como el tamoxifen utilizadas en la quimioterapia pero sin los efectos tóxicos dañinos para el cuerpo. El **tamoxifen** bloquea los receptores de estrógeno de las células con cáncer en el seno, el efecto que se obtiene con el consumo de miel de abejas es comparable al que se obtiene con esta terapia hormonal según este **estudio.** (http://tinyurl.com/estudio-anti-cancer2)

Las almendras por su parte son un tipo de nuez que contiene varios componentes que nos ayudan a mantener a raya el cáncer. Las almendras de piel oscura color marrón **tienen una gran concentración de fitoquímicos** que ayudan a bloquear el crecimiento y la multiplicación de tumores cancerígenos según experimentos de laboratorio realizados en diferentes estudios.

Las almendras son también ricas en vitamina B17 que tiene propiedades anti-cáncer. La medicina alternativa plantea el beneficio del consumo de almendras diariamente para prevenir el desarrollo del cáncer de forma natural.

Adicionalmente las almendras contienen **vitamina E** que se encuentra en estas en forma de un compuesto llamado alfa-tocoferol que logra prevenir la multiplicación de las células cancerígenas. De acuerdo a diferentes estudios el consumo de almendras logra disminuir el cáncer de mama y el cáncer de próstata gracias a este compuesto.

Las almendras tienen además un alto contenido de fibra lo que las hace ideales en una dieta para limpiar el tracto digestivo y una alimentación con alto contenido de fibra nos ayuda a **prevenir el cáncer de colon y el cáncer rectal**. De hecho tan solo una taza de almendras contiene 17.3 gramos de fibra, esto junto con su contenido de grasas mono-saturadas y el calcio (previenen el cáncer de colon) hacen de las almendras un alimento ideal para la prevención del cáncer. Combinar las almendras con otros alimentos naturales como frutas frescas y vegetales es una fórmula ideal para mantener el cáncer a raya de forma natural.

La mostaza en esta receta es también un excelente alimento para combinar en nuestra dieta anti-cáncer. La mostaza es un excelente condimento hecho a partir de las

semillas de mostaza que contienen una sustancia llamada Allyl Isothiocyanate (AITC) que ha demostrado su eficiencia para inhibir la progresión del cáncer y para detener su desarrollo según **estudios** (http://tinyurl.com/estudio-anti-cancer3) realizados. De hecho para la preparación de la mostaza se utilizan varios otros ingredientes anti-cancerígenos como por ejemplo la paprika, el ajo, la cúrcuma y el vinagre.

Ingredientes:

1/2 taza de almendras orgánicas

2 cucharadas de vinagre balsámico

1 cucharada de miel de abejas orgánica

2 cucharaditas de mostaza seca

½ taza de uvas pasas orgánicas

1/4 cucharada de estragón seco

2 cucharadas de aceite de oliva extra-virgen

Sal marina y pimienta negra orgánica molida al gusto

1/4 de taza de arándanos orgánicos secos

1 mango orgánico, pelado y cortado en trozos pequeños

1 manojo de espinacas orgánicas, bien lavadas

Método de Preparación:

1. Tostar las almendras durante 5 minutos en el horno a 350 grados.

2. Mezcle el vinagre, el jarabe de arce, la mostaza y el estragón en un tazón. Mezcle en el aceite de oliva y, a continuación, gusto para sazonar con sal marina y pimienta.

3. Combine todos los ingredientes en una ensaladera y revuelva para mezclar.

Deliciosos y Saludables Fideos de Calabacín con Aguacate y Tomates

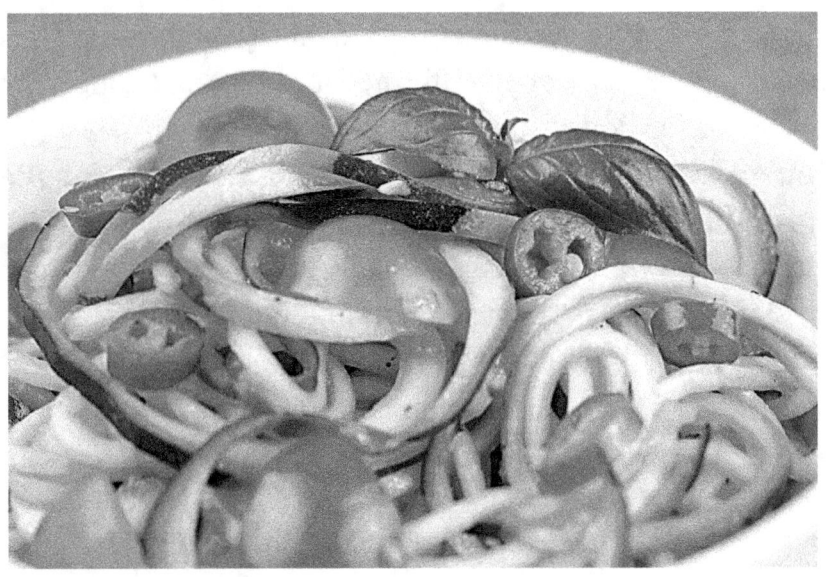

El aguacate le proporciona a esta deliciosa receta importante vitamina B, vitamina B, vitamina C y vitamina E. Esta receta también contiene anti-oxidantes como el **glutation** (poderoso anti-oxidante que logra desintoxicar el cuerpo) que mejora la función de las vitaminas en nuestro sistema.

El glutation en esta receta nos ayuda a fortalecer nuestro sistema inmune y a reciclar todos los antioxidantes del cuerpo eliminando los radicales libres malos promoviendo la propia capacidad del cuerpo de generar más glutation.

Cuando nuestro cuerpo esta intoxicado se reduce su capacidad natural para producir el glutation y nuestro hígado se recarga.

Los bajos niveles de este anti-oxidante deja nuestro cuerpo expuesto a varias enfermedades como el cáncer y a contraer infecciones y fatiga crónica. El consumo de **alimentos como el ajo, el brócoli, la coliflor y la cebolla logran incrementar los niveles de glutation en nuestro sistema**. Las frutas frescas y los vegetales frescos en general son buenas fuentes de glutation o también podemos ingerir suplementos de glutation.

Los aguacates le dan un realce en sabor a esta receta además de un refuerzo importante de anti-oxidantes, vitaminas y grasas mono-insaturadas excelentes para nuestra salud. De hecho **estudios recientes (http://tinyurl.com/estudio-anti-cancer4)** han demostrado las bondades del consumo del aguacate gracias a uno de sus componentes **avocatin B**, un tipo de grasa saludable que se encuentra dentro de este maravilloso fruto que forma parte de los **súper alimentos saludables**.

Este y otros estudios también han puesto al aguacate con sus carotenoides (pigmentos orgánicos con función anti-oxidante) como uno de los mejores alimentos para una dieta sana y también para **bajar el colesterol de forma natural**.

Ingredientes:

1 diente de ajo orgánico

5 tomates cherry

1 puñado de orégano orgánico fresco y albahaca

1 aguacate orgánico

1 calabacín o zucchini amarillo (o verde)

1 cucharada de aceite de oliva extra-virgen

1/4 de taza de Agua Pura

Sal marina al gusto

1 cucharada de piñones (frutos secos o semillas características de la dieta mediterránea)

Método de Preparación:

1. Pelar y picar el ajo, y luego dejarlo a un lado mientras prepara el resto de los ingredientes. La preparación previa del ajo ayuda a mejorar las propiedades medicinales de este plato liberando una sustancia que contiene el ajo conocida como la alucina que es el compuesto activo clave en el ajo para esta receta saludable. La alucina toma algún tiempo para liberarse después de pelar y picar el ajo.

2. Enjuague las hierbas y los tomates cherry. Picar las hierbas con un cuchillo de cocina afilado y luego

cortar los tomates cherry a la mitad, y luego colocar a un lado.

3. Pelar el aguacate y retirar la pepa o la semilla, a continuación, colocar en un tazón pequeño y hacer un puré con el aguacate utilizando un tenedor. Poner a un lado.

4. Lavar el calabacín con agua fría, y cortar en tiras en forma de fideos largos y delgados (para este paso puede utilizar un utensilio de cocina conocido como el spiralizer que corta el zucchini en tiras delgadas) Poner las tiras a un lado.

5. Utilizando una sartén de cocina calentar el aceite de oliva extra-virgen y saltear el ajo picado a fuego medio durante 1 minuto aproximadamente. Añadir las tiras de calabacín y continuar sofriendo por uno o dos minutos aproximadamente, revolviendo con frecuencia para evitar que se pegue.

6. Añadir el agua y continuar la cocción durante unos 4 minutos más, revolviendo ocasionalmente.

7. Retire la sartén del fuego y deje que las tiras de calabacín o zucchini se enfríen ligeramente. Agregue los tomates cherry cortados a la mitad, el puré de aguacate, la sal marina al gusto y las hierbas

picadas luego transferir a un plato. Espolvorear el plato con los piñones y disfrutar de inmediato.

Delicioso y Saludable Risotto Con Camarones y Champiñón

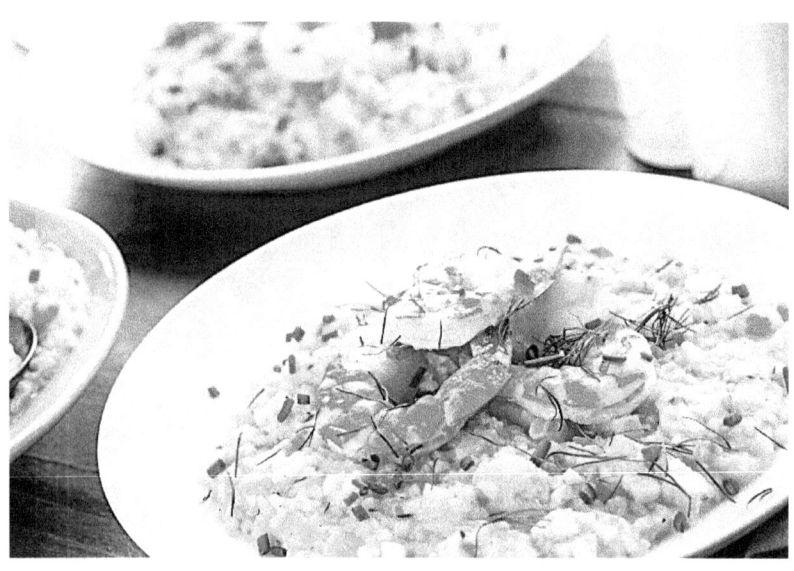

Esta es una receta fácil y muy saludable ya que contiene un importante ingrediente anti-oxidante que está presente en los champiñones, hongos o setas. Se trata de la **ergotioneina** que nos ayuda a fortalecer nuestro sistema inmune y según estudios (estudio publicado en la revista Journal of Nutrition de Estados Unidos) el consumo de champiñones, hongos o setas nos proporciona una protección antitumoral importante y son un alimento ideal para incluir en nuestra nueva dieta anti-cáncer.

La ergotioneina es también benéfica en la eliminación de los radicales libres malos de nuestro sistema. La acción de los radicales libres está ligada al cáncer como también lo está al daño de las arterias y de nuestras membranas celulares.

Los nutrientes adecuados anti-oxidantes protegen a nuestro cuerpo de los radicales libres y contra el cáncer, entre estos nutrientes y alimentos se encuentran los champiñones, las manzanas, los cítricos, las peras, el kiwi, las moras, las fresas, las ciruelas pasas, las granadas, el plátano o banano y las nueces.

Los camarones **contienen selenio** que de acuerdo a varios estudios logra disminuir el riesgo de varios tipos de cáncer como el cáncer de próstata y el cáncer de pulmón. Alimentos que contienen selenio incluyen: las verduras, las lentejas, las judías, los cereales integrales y los guisantes.

Ingredientes:

3 cucharadas de aceite de oliva extra-virgen

1/4 libra champiñones (113 gramos), bien lavados y picados

1.4 libras de camarón (635 gramos), pelado y desvenado

1 diente de ajo orgánico picado

1 cebolla orgánica, finamente picada

1 2/3 tazas de arroz integral de grano largo, sin cocer

4 1/4 tazas de caldo de verduras

3 cucharadas de cebollino orgánico fresco, picado

1/4 de libra de guisantes (judías, garbanzos o chicharros) (113 gramos)

Sal marina y pimienta al gusto

Método de Preparación:

1. Calentar 2 cucharadas de aceite de oliva en una cacerola grande. Agregue los champiñones y camarones y sazonar con sal y pimienta. Cocine, revolviendo constantemente, durante unos 3 a 5 minutos aproximadamente o hasta que los camarones estén bien cocidos. Pasar a un plato y reservar.

2. Usando la misma cacerola, calentar 1 cucharada de aceite de oliva extra-virgen, luego añadir y el ajo picado. Cocine durante unos minutos hasta que la cebolla comience a verse translúcida. Añadir el arroz integral y cocinar por unos minutos, revolviendo constantemente.

3. Añadir 1/2 de taza de caldo. Cocine, revolviendo ocasionalmente, hasta que se absorba casi todo el caldo. Añadir otra 1/2 taza de caldo cada vez que este sea absorbido por el arroz integral hasta utilizar todo el caldo y hasta que el arroz esté casi cocido, se puede utilizar un poco de agua si se necesita hasta terminar la cocción del arroz.

4. Añadir las cebolletas, los guisantes y los camarones salteados junto con los champiñones. Cocinar por unos minutos, revolviendo constantemente. Sazone con sal marina y pimienta negra molida al gusto. Transferir a los platos luego y servir inmediatamente. Disfrútela!

Deliciosa y Súper Saludable Ensalada de Zanahoria, Remolacha con Jengibre

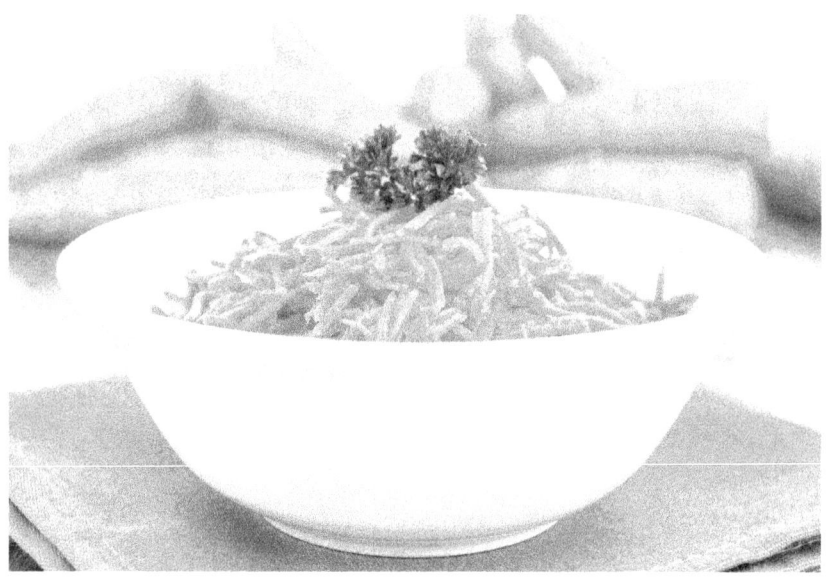

La remolacha contiene un potente compuesto fitoquímico llamado **betacyanina** que ha probado ser muy efectivo contra el cáncer. Este ingrediente se combina en esta receta con otro componente llamado falcarinol que está presente en las zanahorias que son también un desintoxicante natural.

Este último componente nos ayuda a inhibir el desarrollo del cáncer de forma natural. Es mejor consumir estos ingredientes en su estado crudo para obtener sus máximos beneficios ya que al ser cocidos a altas temperaturas pueden perder sus poderes nutrientes anti-cáncer. Consumirlos en forma de **ensaladas saludables** es lo ideal para aprovechar todo su poder anti-oxidante y nutritivo desintoxicante.

Ingredientes:

1/2 taza de remolacha orgánica, cruda, pelada y rallada

1/2 taza de zanahorias orgánicas, ralladas

2 cucharadas de jugo de manzana natural

1 cucharada de aceite de oliva extra-virgen

1/2 cucharadita de jengibre orgánico fresco, picado

1 cucharadita de sal marina

Método de Preparación:

1. Combine la remolacha rallada y las zanahorias en un tazón pequeño.

2. Mezcle el jugo de manzana, aceite de oliva extra-virgen, el jengibre y la sal marina en un bol y rociar

separada sobre la mezcla de ensalada. Revuelva suavemente. Sirva de inmediato y disfrútela!

Deliciosa Ensalada de Manzana y Almendras

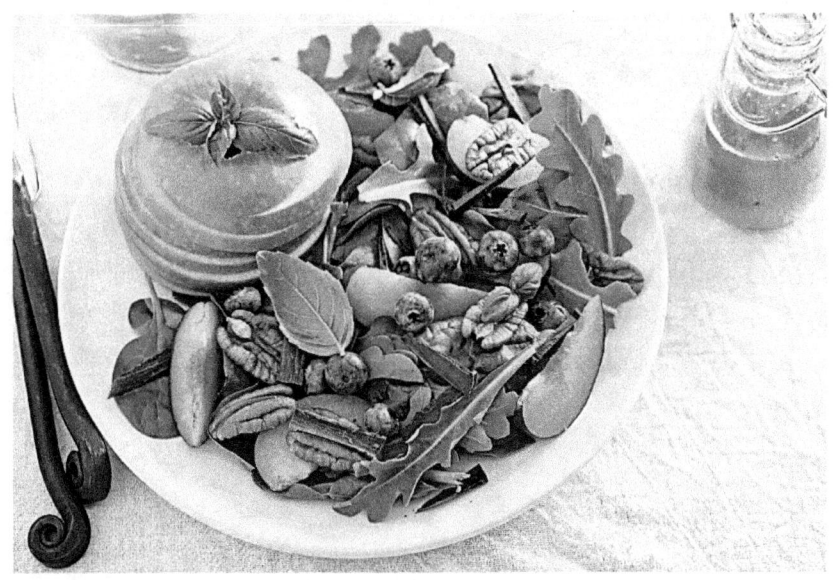

Tiempo de Preparación: 10 minutos

Ingredientes:

1 paquete (10 onzas) de vegetales verdes mixtos orgánicos

1/2 Taza de almendras orgánicas

2 manzanas verdes orgánicas cortadas en rodajas, sin semillas

1/4 taza de cebolla roja orgánica rebanada

1/4 taza de arándanos orgánicos frescos bien lavados

1 taza de vinagreta

Método de Preparación:

En una ensaladera grande, combine la ensalada de verduras, las almendras, las manzanas, la cebolla roja cortada y los arándanos. Revuelva con la vinagreta para mezclar. Servir en porciones individuales y disfrutar!

Deliciosa y Súper Saludable Sopa de Cebolla y Champiñones o Setas Anti-Cáncer

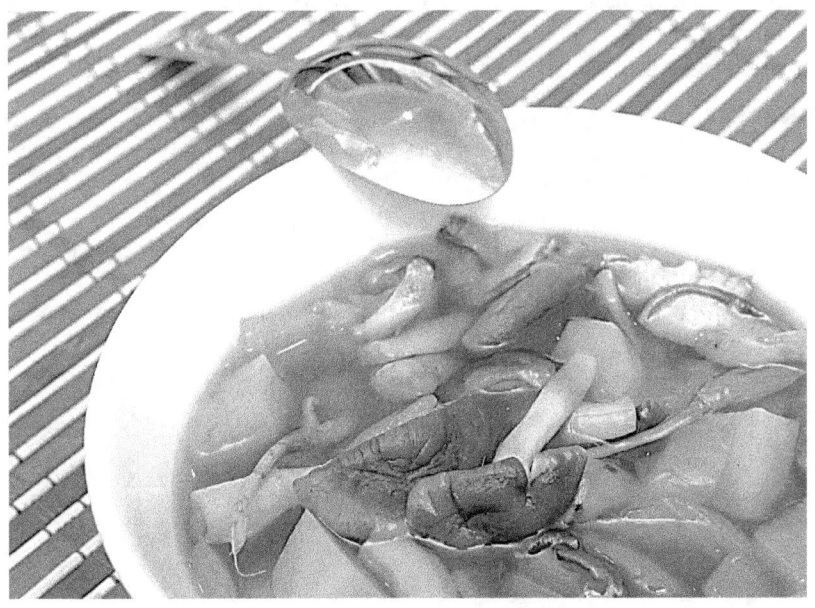

El almidón de la patata contiene un tipo especial resistente que ayuda a nuestro sistema a disminuir los riesgos de cáncer de colon además de ayudarnos a mantener una digestión saludable. Al contacto con las bacterias del colon el almidón de las batatas orgánicas producen ácidos grasos de cadena corta como el butirato que tiene propiedades anti-inflamatorias y ayuda a fortalecer nuestro sistema inmune.

Ingredientes:

2 cebollas orgánicas, peladas y picadas

2 patatas orgánicas

2 clavos de ajo orgánico, pelados y picados

5 cucharadas de aceite de oliva extra-virgen

1 libra (500 gramos) de champiñones (hongos o setas) orgánicos cortados en rodajas

4 tazas de té verde o te blanco

Método de Preparación:

1. Calentar el aceite de oliva extra-virgen en una cacerola mediana. Luego cocinar la cebolla, cubriendo por unos 10 minutos o hasta que estén blandas. Revuelva de vez en cuando.

2. Agregue el ajo y los champiñones y saltear durante unos minutos.

3. Agregue el té verde (o te blanco) o el agua y llevar a ebullición. Cocine a fuego lento, sin tapar durante 10 minutos o hasta que los champiñones estén tiernos.

4. Utilice una batidora de mano para mezclar bien la sopa hasta obtener un puré, dejando algunos trozos de

champiñones o como usted la prefiera. Sazonar al gusto con un poco de sal marina y pimienta negra molida.

Deliciosa Práctica y Saludable Ensalada de Zanahoria y Aguacate

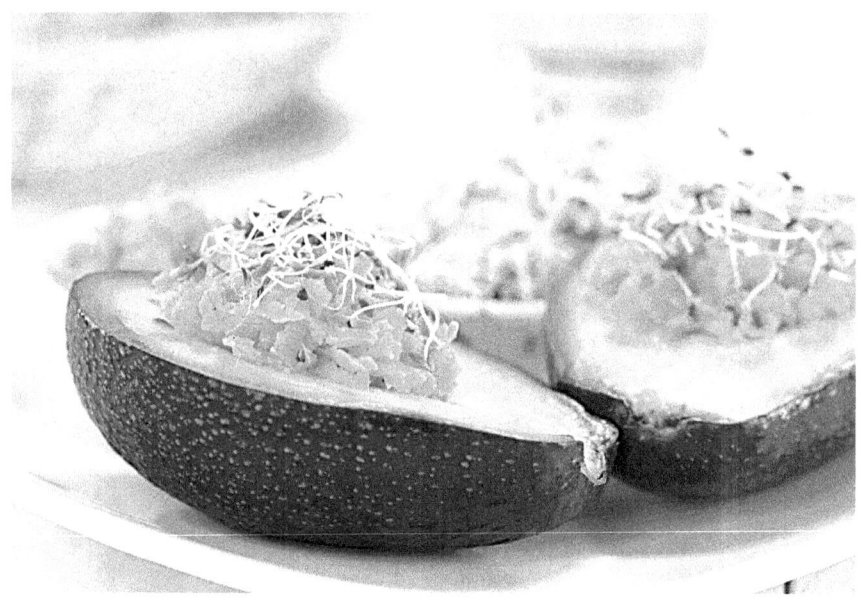

Las zanahorias como lo hemos visto anteriormente contienen **falcarinol**, un ingrediente anticancerígeno que las hacen ideales para mezclar con este tipo de recetas súper saludables. El aguacate le da aún más refuerzo y propiedades anti-cáncer a esta receta gracias a su buen contenido glutation y de vitamina E.

Ingredientes:

1 aguacate orgánico grande, pelado, sin semillas y cortado en cubitos

4 zanahorias orgánicas medianas, peladas y ralladas

Una pizca de vinagre balsámico

Semillas de girasol, al gusto

Sal marina y pimienta negra recién molida, al gusto

Método de Preparación:

1. Combine la zanahoria rallada y el aguacate en una ensaladera mediana. Espolvorear con las semillas de girasol, la pimienta negra molida, la sal y con el vinagre balsámico.

2. Cubra y refrigere por unos 20 minutos aproximadamente antes de servir. (Puede servirse tal y como aparece en la imagen con la zanahoria rallada sobre los aguacates) Servir y disfrutar!

Deliciosas Tostadas de Salmón con Aderezo de Hierbas

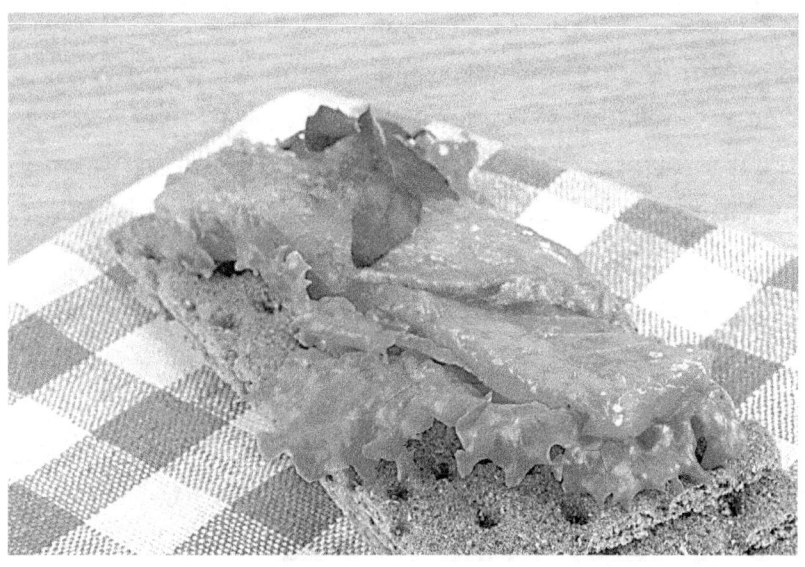

Esta receta de salón puede preparase a la parrilla o en una sartén en la estufa con excelentes resultados. Cuando se prepara esa receta a la parrilla cubierta permite una mayor cocción del salmón y disminuye la exposición a agentes cancerígenos. Esta receta es una **buena fuente de selenio** que se encuentra en el salmón, y de **ácido fólico**, que se encuentra en la lechuga y su consumo puede ayudar a prevenir el cáncer de ovario y el cáncer de riñón.

Los probióticos en esta receta suministrados por el yogurt son microorganismos vivos que pueden suprimir el crecimiento de bacteria que transforma los procarcinogenos en carcinógenos. Los procarcinogenos son sustancias químicas que se vuelven carcinógenos después de haber sido alteradas por procesos metabólicos.

Los carcinógenos son una de las sustancias que tienen que ver con el desarrollo del cáncer. Los probióticos nos ayudan a fortalecer el sistema inmune, muchos tipos de cáncer tienen que ver con un sistema inmune débil.

Rinde 4 porciones

Ingredientes:

Rociar la parrilla o la sartén con aceite de oliva extra-virgen en aerosol

2 y 1/2 cucharadas de crema agria baja en grasa

2 cucharadas de yogur natural bajo en grasa (los probióticos en el yogurt ayudan al incremento de bacteria benéfica en nuestro sistema)

2 cucharadita de cebollino orgánico picado

1 cucharadita de ajo orgánico picado

4 filetes de salmón, con la piel, alrededor de 1 pulgada de espesor (2.54 cm o alrededor de 5 oz cada uno o 141 gramos)

8 rebanadas de pan integral de grano entero

4 hojas grandes de lechuga romana orgánica

2 tomates orgánicos

Método de Preparación:

1. Rocíe la rejilla de la parrilla con aceite de oliva extra-virgen en aerosol y preparar la parrilla al aire libre cubierta a fuego medio. Mezclar el yogur, la crema agria, las cebolletas picadas y el ajo en un tazón pequeño hasta que estén bien combinados; dejar a un lado.

2. Espolvorear el salmón con pimienta negra molida al gusto y sal marina al gusto para sazonar. Coloque el salmón, con la piel hacia abajo, en la rejilla caliente de la parrilla. Cocinar el salmón cubierto por unos 11 minutos aproximadamente o hasta que el salmón este más oscuro opaca - no voltear el salmón.

3. Transfiera el salmón a un plato utilizando una espátula fina. Tostar el pan integral en la parrilla por un minuto por cada lado aproximadamente.

4. Untar el pan integral tostado con el aderezo de hierbas. Cubrir la tostada con 1 hoja plegada de lechuga fresca, 1 filete de salmón y 2 rodajas de tomate fresco. Coloque la parte superior de la

rebanada de tostada de pan integral en cada sándwich y servir. Disfrútelo!

Deliciosa Receta Anti-Cáncer de Tilapia con Mango y Frambuesa

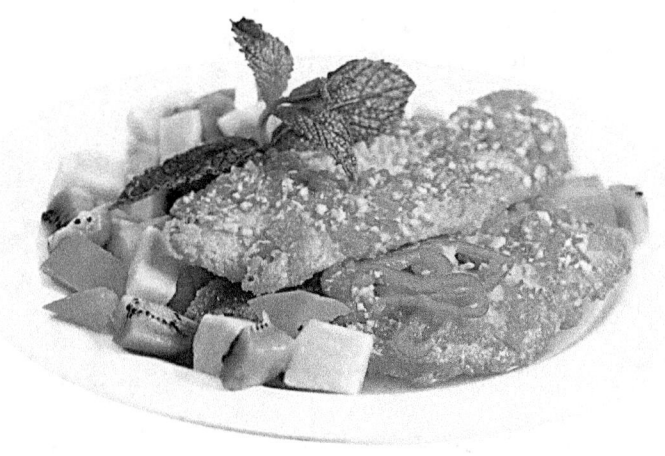

Esta es una receta deliciosa y baja en grasa que combina delicioso sabores tropicales de frutas como el mango, el kiwi y las frambuesas para añadirle una buena porción de anti-oxidantes y de **vitamina C** así como **beta-caroteno** para ayudarnos a prevenir diferentes tipos de cáncer como el cáncer de pulmón y el cáncer de páncreas. El pimentón o pimiento por su parte es rico en vitamina C y nos ayuda a desintoxicar nuestro organismo y una sustancia llamada capsaicina que está dentro de sus componentes tiene propiedades anti-cáncer. El pimentón o pimiento es también excelente para mejorar la digestión de forma natural.

Ingredientes:

Rinde 4 porciones

4 filetes de tilapia medianos (alrededor de 1 y 1/2 libras en total – 680 gramos)

1 taza de frambuesas orgánicas frescas

1 pimentón o pimiento rojo orgánico cortado en finas tiras

1 mango orgánico, pelado y cortado en cubitos

1 chile jalapeño orgánico, sin semillas y picados

2 kiwis orgánicos cortados en trozos

1 cucharada de cilantro orgánico fresco, picado

Método de Preparación:

1. Precalentar el horno a 450 ° F (232 Celsius). Coloque los filetes de tilapia en una bandeja para hornear antiadherente o bandeja para hornear forrada con papel de aluminio y ligeramente rociada con aceite de oliva extra-virgen en aerosol.

2. Hornee por unos 10 minutos aproximadamente o hasta que la tilapia se desmenuce fácilmente con un

tenedor. Mientras tanto, combine los ingredientes restantes en un recipiente no metálico mediano.

3. Dividir entre 4 platos y cubrir con la salsa de frambuesa y mango. ¡Disfrútela!

Deliciosa y Saludable Sopa de Cebolla Anti-Cáncer

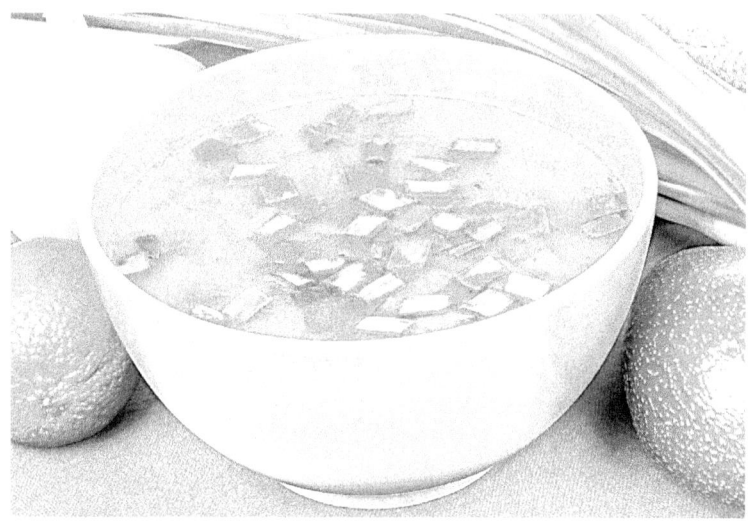

Diferentes estudios han demostrado que aquellas personas que consumen más cebolla y ajo están menos propensas a desarrollar enfermedades como el cáncer. De acuerdo a estudios realizados por la Universidad de Medicina Molecular en Quebec en Canadá los alimentos como las cebollas y el ajo han demostrado sus propiedades medicinales y se han utilizado como medicina natural con éxito durante siglos.

El consumo frecuente del ajo y de la cebolla puede reducir el riesgo de varios tipos de cáncer como el cáncer de páncreas, el cáncer de colon, el cáncer de estómago y el cáncer de mama así como el cáncer pulmonar.

Ingredientes:

1 cebolla orgánica grande

1 Ajo orgánico

2 tazas de agua pura

2 cucharadas de zumo de limón orgánico

¼ de taza de aceite de oliva extra virgen

Pimienta Negra Molida al gusto

Sal marina al gusto

Método de Preparación:

1. Pelar el ajo y luego cortarlo en pequeñas rebanadas
2. Pelar la cebolla y luego cortarla en rodajas delgadas para que queden anillos de cebolla
3. Calentar el aceite de oliva extra-virgen en un recipiente de cocción y luego espolvorear las rebanadas de ajo
4. Agregar los aros de cebolla y saltear hasta que las cebollas estén suaves y translucidas
5. Sazonar con un poco de sal marina y pimienta negra molida al gusto y agregar el zumo de limón
6. Agregar agua pura y revolver por unos 5 a 10 minutos aproximadamente
7. Servir en platos hondos de sopa y disfrutar!

Deliciosa y Saludable Receta de Hongos o Champiñones y Tomillo

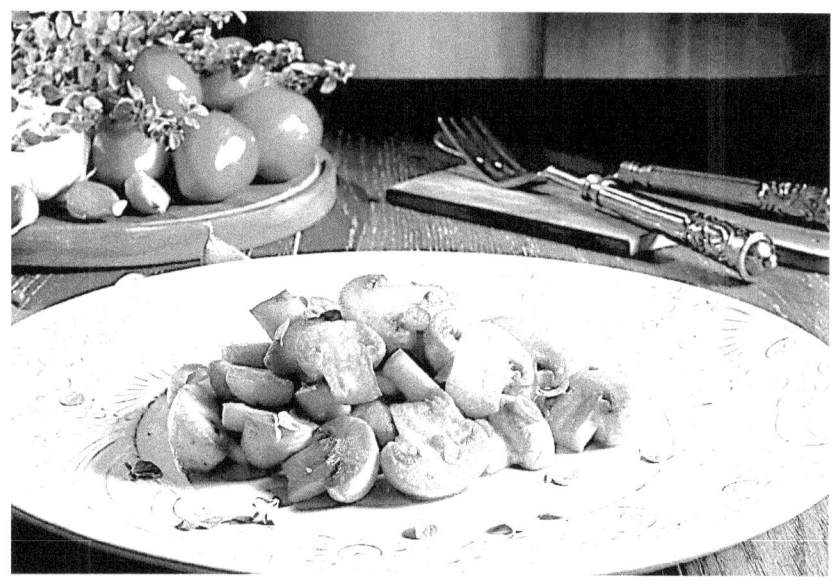

Los champiñones como hemos visto antes son excelentes para combatir el cáncer, especialmente el cáncer de próstata, el cáncer de mama y el cáncer pulmonar y su consumo promueve un buen funcionamiento de nuestro metabolismo.

Ingredientes:

1 taza de setas (hongos o champiñones) orgánicas frescas

1 cucharada de aceite de oliva extra-virgen

1 cucharadita de tomillo seco

½ cucharadita de sal marina

Pimienta negra recién molida al gusto

Método de Preparación:

1. Precalentar el horno a 375 grados F (190 Celsius). Mezclar los champiñones, el tomillo, el aceite de oliva y la sal marina en un tazón mediano.

2. Esparcir en una sola capa sobre una bandeja para hornear previamente rociada con aceite de oliva extra-virgen en aerosol. Hornear durante unos 15 a 20 minutos aproximadamente o hasta que los champiñones estén tiernos. Servir y disfrutar!

Deliciosa Receta de Salteado de Brócoli con Pimientos Rojos

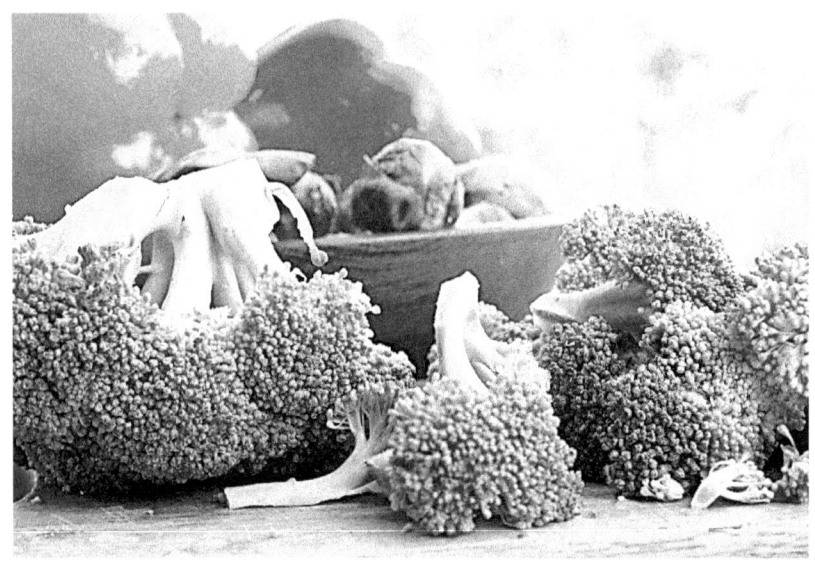

Añadir productos de soja a su dieta puede contribuir a la prevención del cáncer. Estos productos incluyen la salsa de soya, la sopa de miso, el tofu y la leche y yogur de soja - los dos últimos son excelentes sustitutos de los lácteos. Sin embargo, es recomendable **evitar la soja que haya sido procesada en exceso** en productos tales como hamburguesas de soja y salchichas de soja. Se debe evitar consumir estos alimentos altamente procesados a base de soja ya que en su procesamiento se añaden nitrosaminas que aumentan los niveles de cancerígenos en nuestro sistema.

La soja en su forma menos procesada como la sala de soja contiene isoflavonas. Las isoflavonas son anti-angiogénicos, es decir que pueden interferir con el proceso de crecimiento de tumores cancerígenos deteniendo su desarrollo.

Beba caldo de miso, o prepare sopa de miso a diario, especialmente si está en tratamiento con radioterapia. Según investigadores japoneses, la sopa de miso contiene un agente que puede eliminar los metales pesados y las materias radiactivas del cuerpo.

El pimiento rojo por su parte le suministra a esta receta una buena fuente de anticancerígenos como flavonoides, betanina y vitamina A y C.

Tiempo total de preparación 15 minutos

Rinde 4 porciones

Ingredientes:

1 cucharada de Salsa de Soja sin gluten

1 cucharadita de vino de arroz

1 cucharada de aceite de oliva extra-virgen

1 diente de ajo orgánico, picado

1 jengibre pelado y picado

1 taza de brócoli orgánico cortado en trozos

½ pimiento rojo orgánico, picado en trozos pequeños

Método de Preparación:

1. Mezclar con la salsa de soja todos los ingredientes en un tazón pequeño, mezcle Utilizar un wok o sartén grande y para cocinar los ingredientes. Mezclar bien el el ajo y el jengibre y sofreír por unos 30 segundos aproximadamente.

2. Añadir el brócoli y saltear un minuto o dos. Mezclar bien. Tapar y dejar cocer por unos 4 minutos y luego añadir el pimiento rojo picado. Cocinar por 1 minuto más o hasta que el brócoli es tierno pero todavía con una consistencia algo crujiente.

Deliciosa y Súper Saludable Sopa de Miso y Col

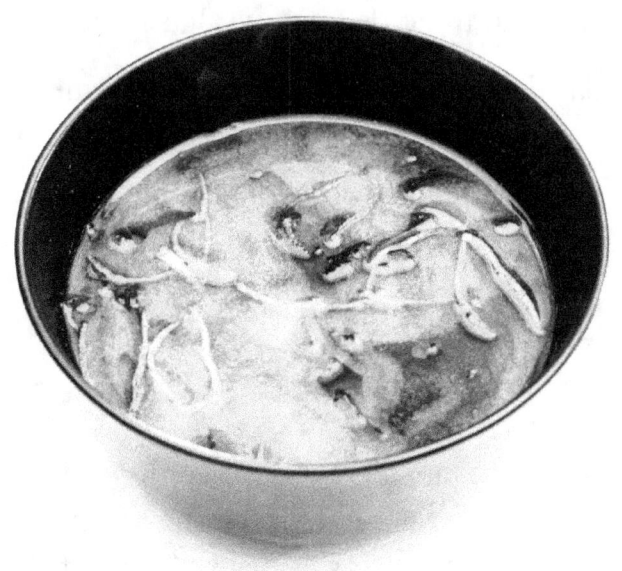

Rinde 6 a 8 porciones

Ingredientes:

10 onzas o 4 tazas de col verde orgánica picada

6 tazas de agua pura o caldo natural de verduras si desea agregarle más sabor

2 tallos de apio orgánico, cortados en rodajas

1 cebolla orgánica amarilla, cortada en rodajas finas

1 zanahoria orgánica, cortada en rodajas finas

8 dientes de ajo orgánico, finamente picado 4 y 4 rodajas

1 (2 a 3 pulgadas) trozo de kombu (alga seca)

2 cucharadas de pasta de miso shiro (soja fermentada blanca)

Unas gotas de aceite de sésamo por tazón (opcional)

Método de Preparación:

1. Hervir 6 tazas de agua o caldo de verduras en una olla grande de sopa. Añadir la col, la cebolla, el apio, la zanahoria y el ajo en rodajas. Tape, reduzca a fuego medio-bajo y cocine por unos 15 a 20 minutos aproximadamente, o hasta que las verduras estén tiernas.

2. Agregue el ajo picado y luego apague el calor. Disolver el miso con el líquido de sopa caliente en una taza o tazón, luego verter en la olla. Para agregarle más sabor puede agregarle a esta receta unas gotas de aceite de sésamo a cada plato antes de servir. Podemos agregar también algunas gotas de zumo de limón para aumentar su poder anti-oxidante y para darle un sabor agridulce delicioso. Disfrútela!

Deliciosa y Saludable Sopa de Lentejas

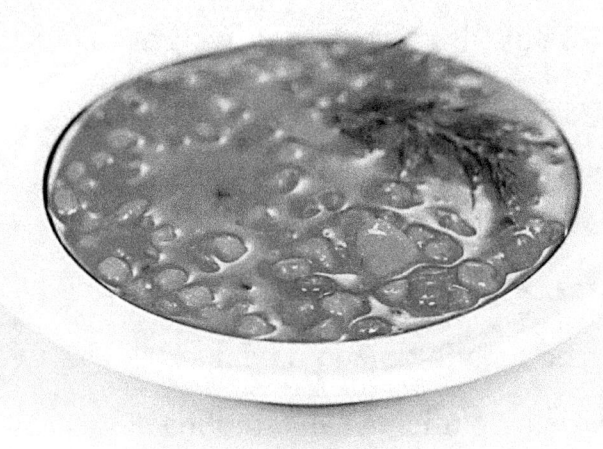

Tiempo Total de Preparación: 1 hora y 20 minutos

La espinaca, la col rizada o acelga pueden ser buenas adiciones para esta receta saludable de sopa anti-cáncer.

Porciones: 12 tazas

Ingredientes:

1 taza de lentejas rojas orgánicas, enjuagadas

1 cebolla orgánica, picada

2-3 dientes de ajo orgánico picados

1 zanahoria orgánica, pelada y picada

2 tallos de apio orgánicos o 3 corazones de apio, picados

1 cucharadita de hierbas de Provenza

10 tazas de caldo de verduras orgánicas

¼ de taza de arroz integral orgánico, cebada, farro u otro grano entero

1½ tazas de tomates picados orgánicos

4 tazas de repollo rallado orgánico

Sal marina y pimienta negra molida al gusto

Método de Preparación:

Coloque todos los ingredientes en una olla grande. Llevar a ebullición, luego encienda el fuego a bajo y cocine, tapado, durante aproximadamente 1 hora, o hasta que las lentejas estén suaves. Condimentar con sal marina y pimienta al gusto.

Receta Anti-Cáncer Para Todos los Días

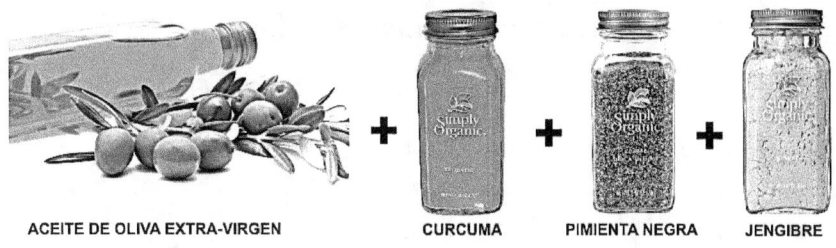

ACEITE DE OLIVA EXTRA-VIRGEN · CURCUMA · PIMIENTA NEGRA · JENGIBRE

Esta es una receta que se puede consumir a diario que utiliza uno de los **ingredientes anti-inflamatorios** más efectivos y poderosos en la naturaleza y este es la cúrcuma como lo hemos visto en otras recetas anteriores. Esta receta es una mezcla fácil y rápida que podemos consumir todos los días para mantener el cáncer a raya con ingredientes muy fáciles de conseguir.

Estos 4 ingredientes han sido utilizados por siglos por culturas tan antiguas como la india con gran efectividad y con los cuales podemos blindar nuestro cuerpo contra el cáncer. Como lo hemos visto antes **la cúrcuma inhibe el crecimiento de tumores y reduce la inflamación del cuerpo** y diferentes estudios han revelado su efectividad para prevenir el cáncer de mama, de próstata, de ovarios, el cáncer de colon y el cáncer cerebral.

La combinación de la cúrcuma junto con la pimienta negra molida incrementa la efectividad de los poderes de la cúrcuma hasta en un 200% de acuerdo a estudios realizados y el consumo diario de esta receta definitivamente ofrece excelentes resultados.

Ingredientes:

1 cucharada sopera de aceite de oliva extra-virgen

1/4 de cucharada de cúrcuma

1 pizca de pimienta negra molida orgánica

½ cucharadita de jengibre orgánico molido

Método de Preparación:

Mezclar muy bien estos tres ingredientes anti-cáncer en una taza y consumir esta mezcla recién preparada directamente o también puede agregarla a recetas de sopas saludables, a ensaladas saludables o cualquiera de las recetas descritas en este libro.

Batido Anti-inflamatorio y Desintoxicante de Jengibre y Remolacha

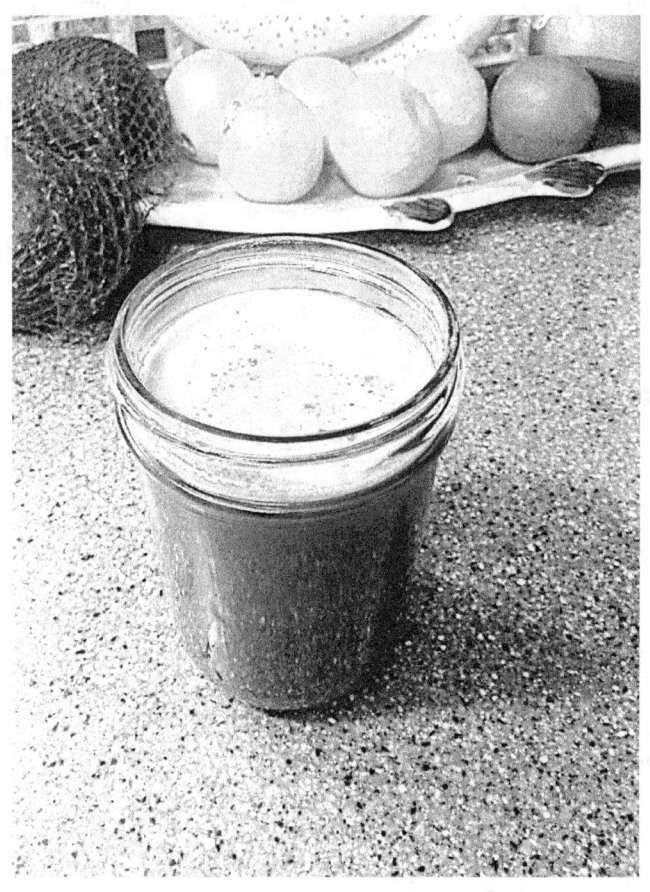

Esta deliciosa receta de batido proporciona una combinación única de fitonutrientes, vitaminas y minerales que ayudar al cuerpo a desintoxicarse y también fortalece nuestro sistema contra la inflamación y contra enfermedades como el cáncer. Esta también es una receta para disfrutar a diaria ya sea en ayunas o antes de acostarnos a dormir para depurar nuestro sistema digestivo.

La remolacha **contiene fitonutrientes llamados betalainas** que ayudan a limpiar nuestro cuerpo internamente de residuos tóxicos mediante la estimulación de los mecanismos naturales de **desintoxicación del hígado** y ayudan a reducir el daño oxidativo causado por los radicales libres.

Ingredientes:

1 raíz de remolacha de tamaño medio (pelado)

1 manzana roja orgánica con cascara y sin semillas

½ naranja orgánica sin semillas y con cascara (bien lavada – la cáscara de la naranja contiene más vitamina C que la misma fruta)

2 zanahorias orgánicas medianas

1 raíz de jengibre

4 tallos de apio orgánico

1 puñado de perejil o cilantro orgánico

Agua pura al gusto (agregar más o menos dependiendo de la consistencia deseada)

Método de Preparación:

1. Mezclar muy bien todos los ingredientes utilizando la licuadora o un NutriBullet hasta obtener un batido de consistencia homogéneo y suave.

2. Puede beberlo de inmediato o guardar en un recipiente hermético de vidrio en la nevera (no más de 24 horas)

La Importancia del pH en Relación al Cáncer y en la Dieta Anti-Cáncer

Como lo hemos visto antes en este libro la dieta que llevamos es un elemento crítico cuando se trata de prevenir y de tratar el cáncer. La realidad es que lo que ponemos en nuestra boca puede determinar nuestras esperanzas de vida en este maravilloso mundo en el que vivimos o predisponernos a un padecimiento de este mal.

Idealmente no debemos poner nada dentro de nuestro sistema que sea altamente procesado o alterado de su forma más natural. Muchas veces el mero hecho de cocinar algunos alimentos logra destruir importantes enzimas anti-cáncer que necesitamos para protegernos de este mal. Sin embargo hay alimentos que resisten muy bien la cocción sin perder sus cualidades medicinales naturales. Lo ideal es no excedernos en las temperaturas ni en los tiempos de cocción.

Debemos en lo posible seleccionar para nuestra dieta saludable anti-cáncer alimentos frescos orgánicos como vegetales frescos y verduras frescas. Podemos refrigerar los alimentos en caso de ser necesario e incluso congelarlos para conservarlos cuando los necesitemos más adelante ya sea por cambio de estación o por motivos de nuestro estilo de vida. Una excelente costumbre que debemos adoptar es el incluir los **jugos naturales** hechos a base de plantas, frutas y vegetales en nuestra dieta rutinaria. En forma de zumos naturales estaremos aprovechando todas las enzimas, minerales y vitaminas que los alimentos más frescos de la naturaleza como las frutas y las verduras frescas nos ofrecen.

El azúcar refinado y altamente procesado que está presente en los alimentos de alta manipulación industrial como las sodas carbonatadas y las comidas con altos componentes artificiales como embutidos llenos de nitratos deben desaparecer de nuestra dieta. Balancear nuestro pH es esencial y toma algún tiempo y primero es aconsejable **desintoxicar nuestro organismo** para ir creando un ambiente más alcalino interno que nos predispondrá a adoptar una dieta más saludable. El azúcar refinado alimenta el cáncer y debemos eliminarlo de nuestra dieta.

Un cuerpo propenso al cáncer es un cuerpo con un pH bajo y ácido que promueve el desarrollo de más células cancerígenas. Lo que sucede cuando llevamos una dieta con alto contenido de alimentos procesados y azúcares refinados es que cortamos el suministro adecuado de oxígeno a nuestras células internas y alimentamos un ambiente ácido poco saludable donde prosperan enfermedades como el cáncer entre otras. Nosotros mismos nos encargamos de enfermar nuestro cuerpo o de curarlo y blindarlo contra este tipo de males, **la alimentación es la mejor medicina natural de la cual podemos disponer** y está en nuestras manos controlar lo que ingerimos conscientemente.

El azúcar refinado es un "alimento" (si es que así se le puede denominar) altamente ácido y toxico que además destruye nuestro sistema inmune, envejece nuestro cuerpo y agota la vitamina B que necesita el hígado para desintoxicar nuestro sistema. El azúcar refinado también bloquea la absorción de calcio en nuestro sistema forzando a nuestro cuerpo a drenar el calcio de los huesos causando problemas de osteoporosis.

Debemos también deshacernos de la cafeína ya que el consumo de esta restringe a las células rojas del cuerpo y agota el oxígeno a nivel sanguíneo generando también un ambiente ácido desprovisto de nutrientes en nuestro sistema. El consumo excesivo de cafeína puede también crear una deficiencia de vitamina B en nuestro cuerpo. Una de las peores costumbres que debemos erradicar de nuestra dieta es la de tomar un café después de las comidas o en las mañanas a primera hora, esto simplemente logra volver ácido nuestro sistema y anula cualquier intento de buena alimentación. Para tener energía lo que nuestro cuerpo necesita es desintoxicarse y actividad física frecuente y no volvernos adictos a la cafeína.

Debemos evitar el estrés tanto como podamos ya que esta condición causa energía ácida en el cuerpo y nos predispone a enfermedades, de aquí la importancia del ejercicio físico frecuente y el contacto con la naturaleza para relajarnos. Es importante conciliar el sueño cada noche y obtener unas horas adecuadas de descanso para que el cuerpo se reestablezca y para que se fortalezca nuestro sistema inmune. Lo aconsejable son por lo menos ocho horas de sueño al día en completa calma y lejos de las distracciones tecnológicas como la televisión y los teléfonos inteligentes que nos vuelven adictos a cada notificación que llega.

Oxigene siempre su cuerpo y su mente con ejercicio, esto le mantendrá motivado y en buena salud mientras alimenta su cuerpo con una dieta limpia y adecuada.

Nuestro sistema debe tornarse más alcalino, menos estresado y más limpio y esto lo logramos desintoxicando primero nuestro cuerpo.

Dentro de nuestro cuerpo nuestras células requieren oxígeno y nutrientes y también necesitan expulsar toxinas. Nuestras células tienen la protección que les brinda nuestro sistema inmunológico pero este sistema se debilita cuando se crea un ambiente ácido en nuestro cuerpo. Esto causa una disminución en la capacidad de absorción de oxígeno en nuestras células que se van debilitando con las toxinas y se crea un ambiente ácido donde empieza a prosperar el cáncer.

Las células cancerígenas no pueden sobrevivir a un pH de 8,4 alcalino pero si prosperan y sobreviven con un pH de 7,4 más ácido. Lo que esto quiere decir es que una alimentación alcalina que contenga alimentos anti-cáncer hará de nuestro sistema un ambiente alcalino menos favorable para que prospere el cáncer.

Un ambiente ácido también deja desprovisto de oxígeno a nuestras células que lo necesitan para expulsar toxinas, con una alimentación más alcalina logramos por el contrario fortalecer nuestro sistema inmune. Un ambiente ácido dentro de nuestro sistema es un ambiente con poco oxigeno donde se crea un entorno ideal para que prospere el cáncer.

¿Entonces como logramos crear un ambiente más alcalino en nuestro cuerpo?

Prefiera los alimentos alcalinos sobre los alimentos ácidos. La siguiente es una lista de los alimentos alcalinos adecuados y los alimentos ácidos que debemos eliminar de nuestra dieta:

Ácidos:

Las harinas blancas refinadas y sus derivados como galletas, croissants, etc…

El azúcar blanco refinado como lo hemos visto antes, este es un "alimento" tóxico, dentro de esta lista se debe eliminar todos los derivados del azúcar refinado y todos los alimentos endulzados con este compuesto. Ejemplo de estos son el pan blanco, los cereales no integrales (especialmente los cereales para niños llenos de colorantes artificiales), los postres lácteos, los helados, bagels, donuts, mermeladas, bollería, caramelos, leche condensada, las bebidas alcohólicas y el melocotón en almíbar. El azúcar genera adicción según **estudios** (http://tinyurl.com/estudios1) realizados por expertos.

El consumo de alimentos con almidón puede ser igual a consumir azúcar refinado o incluso peor. Estos almidones presentes en comidas como las patatas fritas y en los bagels y donuts son carbohidratos complejos que nuestro sistema transforma en azúcar. Cuando los ingerimos tenemos el mismo efecto de subidas en los niveles de azúcar en la sangre que cuando ingerimos azúcar refinado. Los panes blancos son ejemplo de estas comidas con almidones como lo son los pretzels y las pastas blancas.

No siempre vemos al azúcar como tal destacado en las etiquetas de los alimentos que compramos en los supermercados pero puede estar presente con diferentes nombres como: néctar de agave, dextrosa, jarabe de maíz alto en fructosa, sucrosa, molasas y jugo evaporado de caña de azúcar.

Eliminar los lácteos

Las bebidas gaseosas

El alcohol

La sal refinada

Los alimentos altamente procesados con aditivos químicos y conservantes químicos

Alcalinos Anti-Cáncer:

Manzanas, uvas, melón, pomelos, naranjas, la pina, los tomates, los arándanos, la lima, el plátano, la sandía, las cerezas, las coles de Bruselas, las peras, las setas, nectarinas o mandarinas, grosella, los berros, la alfalfa, coliflor, el ajo, el brócoli, los guisantes, espárrago, alfalfa, el apio, la cebolla, la acelga, el aguacate, las bayas, la pimienta, la canela, la mostaza las semillas de girasol, el té verde, el jengibre, la stevia (endulzante natural), el perejil, el diente de león, el limón (es acido de sabor pero es un alimento alcalino – el limón es un excelente neutralizador de la acidificación metabólica, podemos combinar una cucharadita de bicarbonato de sodio con un poco de zumo de limón para regular los niveles de pH de nuestro cuerpo),las semillas de chía, la cúrcuma, el polen de abeja, la leche de almendras, las nueces y el vinagre de manzana.

Recuerde siempre amigo y amiga lector que en un ambiente alcalino no prosperan ni los virus ni las bacterias y mantener un pH alcalino adecuado es esencial para mantener a raya el cáncer y otras enfermedades.

Tabla de los Mejores Alimentos Saludables Altos en Contenido de Fibra

En el cuadro a continuación se enumeran comidas específicas que son buenas Fuentes de fibra natural dietética. **La categoría #1** es la que está compuesta por los alimentos saludables con la mayor cantidad de fibra. **La categoría #2** le sigue con alimentos de 3 gramos de fibra o más y por ultimo esta **la categoría #3** con alimentos saludables de menos de 3 gramos de fibra.

Categoría #1: Alimentos con Alto Contenido de Fibra (más de 7 gramos por porción)

ALIMENTOS ALTOS EN FIBRA	CANTIDAD	TOTAL DE FIBRA (gramos) aprox.
Aguacate	1 mediano	11.80
Frijoles Negros, Cocidos	1 taza	14.90
Cereal Integral	1 taza	19.92
Brócoli, Cocinado	1 taza	4.50
Guisantes, Cocinados	1 taza	8.80
Col Rizada, Cocinada	1 taza	7.20
Frijoles Rojos, Cocidos	1 taza	13.33
Lentejas, Cocidas	1 taza	15.64
Habas, Cocidas	1 taza	13.16
Frijoles Blancos, Cocidos	1 taza	11.65
Avena, Seca	1 taza	12.00
Frijoles Pintos, Cocidos	1 taza	14.70
Guisantes Partidos, Cocidos	1 taza	16.27
Frambuesas	1 taza	8.34
Arroz Integral	1 taza	7.98
Soya, Cocida	1 taza	7.62

Categoria #2 B de Alimentos Altos en Contenido de Fibra (más de 3 gramos por porción)

ALIMENTOS ALTOS EN FIBRA	CANTIDAD	TOTAL DE FIBRA (gramos) aprox.
Almendras	1 onza	4.20
Manzanas con Cascara	1 mediana	5.00
Banano	1 mediano	3.90
Arándanos	1 taza	4.15
Col, cocida	1 taza	4.20
Coliflor, cocida	1 taza	3.42
Maíz Dulce	1 taza	4.65
Higos, secos	2 medianos	3.72
Semillas de Lino	3 cucharadas	6.90
Garbanzos, cocidos	1 taza	5.80
Pomelo	1/2 mediano	6.10
Frijol Verde o Ejotes, cocidos	1 taza	3.95
Olivas	1 taza	4.30
Naranja	1 mediana	3.40
Papaya	1 unidad	5.40
Pasta Integral	1 taza	6.34
Melocotón	1 mediano	3.15
Pera	1 mediana	5.08
Pistachos	1 onza	3.10
Papa Asada con Piel	1 mediana	4.80
Ciruelas Pasas	1/4 taza	3.00
Semillas de Calabaza	1/4 taza	4.10
Semillas de Sésamo	1/4 taza	4.30
Espinaca Cocida	1 taza	3.98
Fresas	1 taza	5.90
Camote, cocido	1 taza	3.68
Acelga, cocida	1 taza	5.00
Calabaza de Invierno	1 taza	5.70
Ñame, cubos cocidos	1 taza	5.30

Categoría #3 de Alimentos con Alto Contenido de Fibra (menos de 3 gramos por porción)

ALIMENTOS ALTOS EN FIBRA	CANTIDAD	TOTAL DE FIBRA (gramos) aprox.
Albaricoques	3 medianos	0.95
Albaricoques, secos	5 pedazos	2.85
Espárragos, cocidos	1 taza	2.87
Remolachas, cocidas	1 taza	2.85
Pan Integral	1 tajada	2.00
Coles de Bruselas, cocidas	1 taza	2.80
Melón, en cubos	1 taza	1.28
Zanahoria Cruda	1 mediana	2.00
Anacardos	1 onza	1.00
Apio	1 tallo	1.02
Hojas de Col, cocidas	1 taza	2.55
Arándano Rojo	1/2 taza	1.96
Pepino, tajado con piel	1 taza	0.83
Berenjena, cortada en cubos cocida	1 taza	2.47
Kiwi	1 cada uno	2.55
Champiñones o Hongos crudos	1 taza	1.34
Hojas de Mostaza , cocidas	1 taza	2.80
Cebolla Cruda	1 taza	2.85
Cacahuates	1 onza	2.30
Durazno	1 mediano	2.00
Pimientos, dulce	1 taza	2.60
Piña	1 taza	1.86
Ciruela	1 mediana	1.00
Uvas Pasas	1.5 onza	1.60
Lechuga Romana	1 taza	0.95
Calabaza de Verano, cocida	1 taza	2.50
Semillas de Girasol	1/4 taza	3.00
Tomate	1 mediano	1.00
Nueces	1 onza	2.95

| Calabacín, cocido | 1 taza | 2.60 |

Conclusión

Una dieta saludable es definitivamente la clave para sobrevivir al cáncer y para superar y prevenir esta enfermedad. Lo que comemos diariamente es lo que crea un ambiente propicio o un ambiente hostil para que se desarrolle el cáncer y nosotros mismos podemos controlar este ambiente controlando nuestra alimentación. Debemos siempre recordar que los alimentos que nos brinda la naturaleza son la mejor medicina a la que podemos tener acceso directo sin necesidad de prescripción médica. Los alimentos naturales son una forma de energía que se alimenta a su vez de la energía cósmica y del sol, debemos disfrutar y saborear todos nuestros alimentos naturales lentamente y con gratitud para que esa energía sane, cure y purifique nuestro cuerpo, la cultura de las comidas rápidas debe desaparecer de nuestra mentalidad.

Diversos estudios han demostrado que una dieta anti-cáncer es una de las mejores estrategias en la lucha contra esta enfermedad y a pesar de no siempre ser una respuesta infalible, si se logran disminuir enormemente las probabilidades del desarrollo de este mal e incluso detener su progreso. Disfrutar de nuestra alimentación natural sin afanes es la clave para sanar nuestro cuerpo, es la energía de Dios y del universo que entra a nuestro sistema para sanarlo mientras la agradecemos y la disfrutamos.

Los nutrientes correctos pueden definitivamente fortalecer nuestro sistema inmune y este sin duda alguna juega un papel determinante en nuestra habilidad para superar el cáncer o para prevenirlo. Debemos recordar que las comidas de alta manipulación industrial y altamente procesadas han sido desprovistas de la mayoría de sus nutrientes, desnaturalizadas y su estructura natural ha sido comprometida perdiendo en muchos casos no solo su valor nutritivo sino también su fibra dietética. Esto los convierte en "alimentos vacíos" que simplemente nos llenan pero nos debilitan y nos enferman.

Una dieta natural basada en alimentos sanos como los que se han descrito en este libro logrará que su cuerpo se deshaga de metales pesados y logrará hacer de su sistema un medio menos ácido. Las fresas orgánicas son uno de los mejores alimentos naturales que podemos ingerir para deshacernos de metales pesados como el mercurio que han ingresado a nuestro sistema vía alimentos altamente procesados. Cuando ingerimos fresas frescas orgánicas con frecuencia, **nuestro cuerpo elimina toxinas** y previene que estas sean absorbidas por la sangre.

Otro aspecto para no olvidar es que la inflamación tiene una relación directa con el desarrollo del cáncer y nuestra dieta puede definitivamente afectar la inflamación. Las comidas como el azúcar refinado, los carbohidratos refinados, las carnes rojas altamente procesadas y no orgánicas pueden contribuir a la inflamación.

El extracto de **té verde**, **la cúrcuma y el resveratrol** tienen propiedades anti-inflamatorias y deben entrar en nuestra alimentación rutinaria. Podemos ganar la batalla contra el cáncer, tenemos el control de nuestra alimentación y de nuestro estilo de vida, así que amigo y amiga lector es hora de poner en práctica esta dieta anti-cáncer. Por su salud!

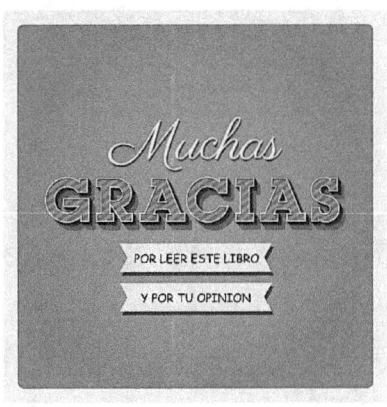

Querido amigo y amiga lector quiero darle las gracias por haber leído este libro de nutrición y salud y espero de todo corazón que la información contenida en este manual haya sido de gran provecho para el cuidado de su salud. Quisiera pedirle que por favor escriba una opinión favorable en relación al libro si siente que su contenido le ha aportado algo a su salud y a su conocimiento. Muchas gracias por su tiempo y por su lectura.

Escribir su opinión tan solo le tomará un minuto y significa mucho para mí como autor, **GRACIAS! Por su salud!**

Puede visitar esta página para escribir su opinión:

http://tinyurl.com/opinion-libro-anti-cancer

¡GRACIAS!

• • • • • • •●●● ● ●●● • • • • • •

Amigo y amiga lector como muestra de mi aprecio haber leído este libro, **Obtenga Ahora completamente GRATIS** una selección de **Recetas de Batidos Anti-Cáncer** que complementarán su nueva <u>Dieta Anti-Cáncer</u> visitando esta página:

http://tinyurl.com/recetas-gratis-batidos

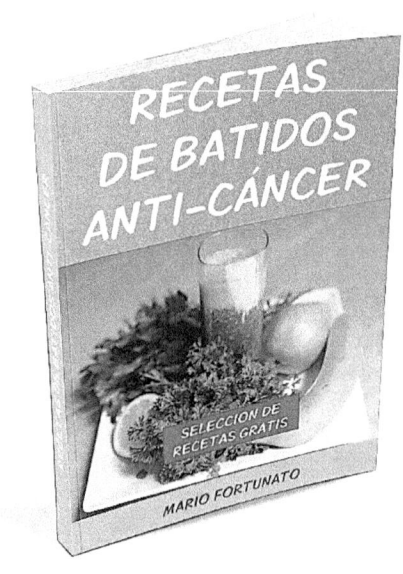

• • • • • • • •●● ● ●●● • • • • • • •

Otros Libros Que Pueden Interesarle:

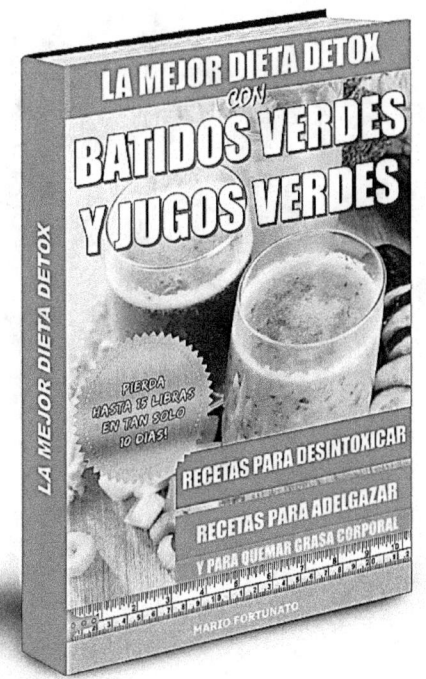

http://tinyurl.com/dieta-detox-libro

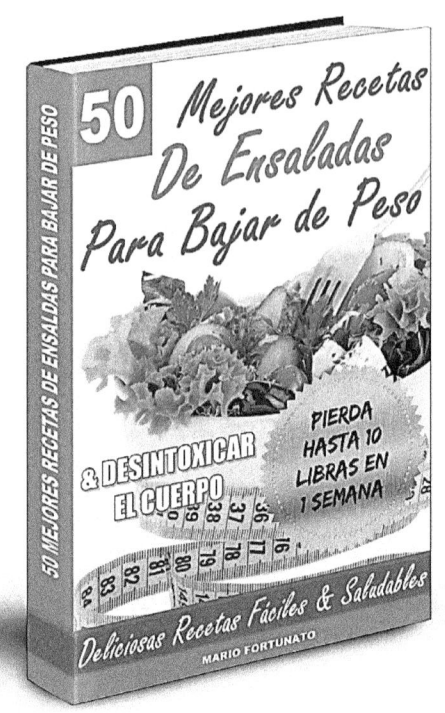

http://tinyurl.com/libro-ensaladas

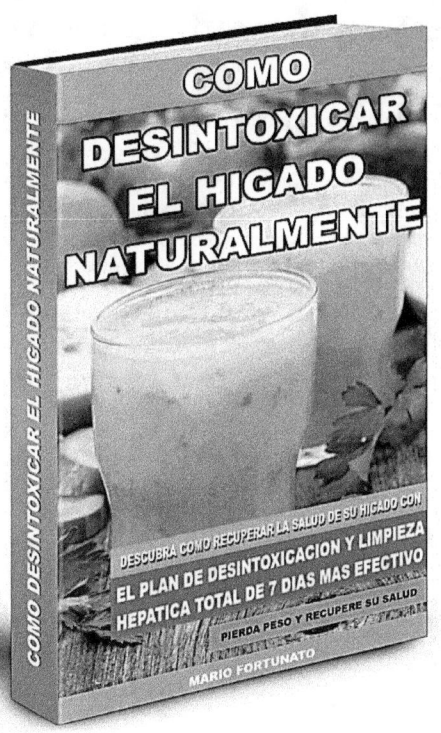

http://tinyurl.com/desintoxicar-higado

GARANTIA DE RESPONSABILIDAD

www.ingramcontent.com/pod-product-compliance
Lightning Source LLC
Chambersburg PA
CBHW071359280526
45787CB00001B/381